冠心病怎么办?

李荣 / 主编

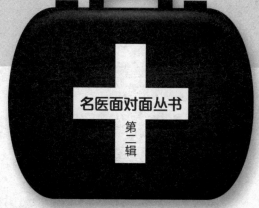

名医面对面丛书
第二辑

U0262452

SPM 南方出版传媒

广东科技出版社 | 全国优秀出版社

· 广 州 ·

图书在版编目（CIP）数据

冠心病怎么办？/李荣主编.—广州：广东科技出版社，2020.8
（2021.5重印）
（名医面对面丛书.第二辑）
ISBN 978 - 7 - 5359 - 7507 - 2

Ⅰ.①冠…　Ⅱ.①李…　Ⅲ.①冠心病—防治—问题解答
Ⅳ.①R541.4 - 44

中国版本图书馆 CIP 数据核字（2020）第 110073 号

冠心病怎么办？
Guanxinbing Zenmeban?

出　版　人：朱文清
责任编辑：马霄行
封面设计：柳国雄
责任校对：廖婷婷
责任印制：彭海波
出版发行：广东科技出版社
　　　　　（广州市环市东路水荫路 11 号　邮政编码：510075）
销售热线：020 - 37592148 / 37607413
http://www.gdstp.com.cn
E-mail：gdkjcbszhb@nfcb.com.cn
经　　销：广东新华发行集团股份有限公司
印　　刷：佛山市浩文彩色印刷有限公司
　　　　　（广东省佛山市南海区狮山科技工业园 A 区　邮政编码：528225）
规　　格：889mm×1194mm　1/32　印张8.125　字数200 千
版　　次：2020 年 8 月第 1 版　　2021 年 5 月第 2 次印刷
定　　价：35.00 元

如发现因印装质量问题影响阅读，请与广东科技出版社印制室联系调换
（电话：020 - 37607272）。

编 委 会

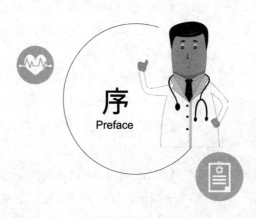

序
Preface

　　全面建设小康社会，实现全民健康，一直是人民对美好生活的向往。

　　广东广播电视台南方生活广播品牌节目《名医面对面》，一直深耕名医科普多年，成为听众信赖、专家认可的节目。2018 年 4 月与专家携手推出《名医面对面丛书》第一辑，包括中山大学附属第三医院曾龙驿教授主编的《糖尿病怎么办?》、广东省中医院魏华教授主编的《甲状腺疾病怎么办?》、广州中医药大学第一附属医院李荣教授主编的《高血压怎么办?》、广州中医药大学佘世锋教授主编的《胃病怎么办?》、暨南大学附属顺德医院尹德铭主任中医师编著的《颈肩腰腿痛怎么办?》。第一辑面市后，深受读者与听众好评，多次印刷，其中《颈肩腰腿痛怎么办?》更是入选农家书屋书目，造福了更多民众。

此次，我们再度携手广东科技出版社，重磅推出《名医面对面丛书》第二辑。第二辑的作者也都是临床一线的知名专家，包括：

《肝病怎么办?》作者：中山大学孙逸仙纪念医院肝胆外科博士生导师刘建平教授；

《痛风怎么办?》作者：广东省中医院内分泌科主任魏华教授；

《冠心病怎么办?》《高血脂怎么办?》作者：广州中医药大学第一附属医院心血管科主任李荣教授；

《抑郁症怎么办?》作者：南方医科大学南方医院心理科主任张斌教授；

《中风怎么办?》作者：暨南大学附属顺德医院康复医学科主任尹德铭主任中医师。

以上五位专家，都是深受患者喜爱的好大夫，他们在平时繁忙的医、教、研工作中，抽出宝贵的时间，用大众容易读懂的通俗笔触，把深奥的医学知识解释得清楚明白，把自我健康管理的能力教给患者。希望每位患者都学会调节好情绪，从容面对压力，管理好生活节奏，做自己的"保健医生"，把健康牢牢掌握在自己手中。本套丛书的出版，受惠的是广大的患者、听众与读者，在碎片化阅读的当下，让我们一起回归书籍阅读。健康让生活更美好！

全国健康节目金牌主持人
南方生活广播节目部副主任监制、主持人、记者
林伟园
2020 年 3 月

目录

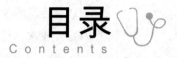

Contents

第二部分

冠心病的检查与诊断识别

第三部分 冠心病的治疗

第四部分 冠心病的预防、康复与调养

第五部分 **心肌梗死那些事儿**

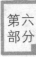 第六部分

支架那些事儿

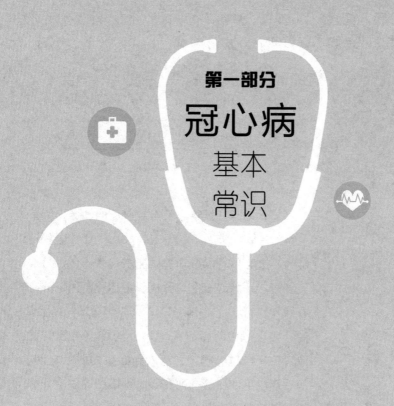

第一部分

冠心病

基本

常识

1.

什么是冠状动脉

冠状动脉是供给心脏本身血液的动脉，因其走行像古代欧洲帝王的王冠，故而得名。冠状动脉为心脏不停息的跳动提供能量与营养。

冠状动脉起于主动脉根部主动脉窦内，分左右两支，行走于心房与心室间的环形沟（冠状沟）内。冠状动脉的主干再分为许多分支，并像树枝一样越分越细，深入到心肌的肌束之间，最后形成毛细血管排列在心肌纤维的周围。几乎每一条心肌纤维都有一根毛细血管，从而保证心肌有充分的营养与氧气供应。毛细血管再汇成冠状静脉回到右心房。这一由冠状动脉、毛细血管、冠状静脉组成的营养心脏本身的血液循环，称为冠脉循环。

（1） 冠状动脉的主要分支

　　冠状动脉有左、右冠状动脉两大分支，分别起自主动脉根部由动脉瓣围成的左、右主动脉窦内。

　　左冠状动脉主干较短，为 5 ～ 10mm，走行至左冠状沟处分为左前降支和左回旋支。左前降支为左冠状动脉主干的延续，与左冠状动脉主干方向一致，沿前室间沟走行，抵心尖部折向后与后降支吻合，沿途有三组主要分支，分别为左心室前支、右心室前支、室间隔支。左前降支主要供应心脏室间隔大部分与左心室前壁血液；左回旋支以近乎直角由左冠状动脉主干分出后，沿左房室沟折向后下方至后室间沟，延续为后降支，主要分支有左心室前支、左心室后支及左心房支，供应左心房、左心室上部外侧壁及部分下壁的血液。

　　右冠状动脉发出后行走于右侧冠状沟（房室沟）内，经过心脏右缘转向右心室后方，延伸至后室间沟至心尖部与左冠状动脉吻合。主要分支有右心室前支、右心室后支、左心室后支、右心房支、后降支、房室结动脉与窦房结动脉，主要供应右心室、室间隔后小部分、左心室下壁大部分、窦房结与房室结的血液。

（2） 冠状动脉与心脏供血区的对应关系

　　冠状动脉的诸多分支分别给不同区域的心肌供应血液，彼此之间既有分工，也通过侧支循环彼此沟通协作。当某支血管发生狭窄或阻塞时，其所供应的心肌就会发生缺血或梗死，并在心电图、超声心动图、心肌核素显像时显示出来。主要冠状动脉分支的供血关系如下。

右冠状动脉：主要供应右心房、右心室。

左前降支：主要供应左心室前壁、室间隔前上 2/3。

左回旋支：主要供应左心室侧壁、后壁。

右冠状动脉分支：可供应左心室下壁、左心室后壁、室间隔下 1/3。部分左冠状动脉优势型的人这些部位可由左回旋支供血，左、右冠状动脉均衡型的人则由左、右冠状动脉分别供血。

传导系统中窦房结的血液 60% 由右冠状动脉供应，40% 由左回旋支供应。房室结的血液 90% 由右冠状动脉供应，10% 由左回旋支供应。右束支及左前分支的血液由左前降支供应，左后分支由左回旋支和右冠状动脉双重供血。

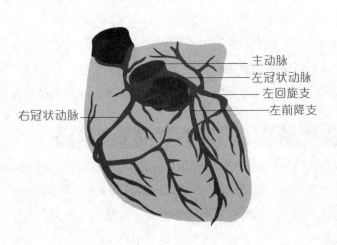

主动脉
左冠状动脉
左回旋支
左前降支
右冠状动脉

2.
冠心病是怎么回事？

冠心病，全称为冠状动脉性心脏病（coronary artery heart disease，CHD），亦称为缺血性心脏病（ischemic heart disease，IHD）。而冠状动脉粥样硬化性心脏病（coronary atherosclerotic heart disease），则是指冠状动脉粥样硬化使得血管腔狭窄或阻塞，导致心肌缺血、缺氧所引起的心脏病，是冠心病中最常见的部分。

可引起心肌缺血和缺氧的病因除冠状动脉粥样硬化外，还包括炎症（风湿性、梅毒性和血栓闭塞性脉管炎等）、栓塞、痉挛、结缔组织疾病、创伤和先天性畸形等。但由于冠状动脉粥样硬化是冠状动脉性心脏病中最常见的病因，约占全部病因的 95%～99%，所以临床上也常用"冠心病"一词替代冠状动脉粥样硬化性心脏病。我们在日常生活中提到的冠心病，多指的是冠状动脉粥样硬化性心脏病。

根据全球疾病负担国际合作研究 2017 年发布的报道，冠心病是全球第一位的死亡原因。全球每年因冠心病而死亡的人数估计为 892 万，冠心病的年龄标化死亡率为 142/10 万。全球冠心病年龄标化死亡率男性人群为 173/10 万，女性人群为 115/10 万。世界各地区比较显示，中亚地区人群的冠心病死亡率最高（336/10 万），而亚太地区高收入人群冠心病死亡率最低（45/10 万）。全球冠心病患者数估计为 1.1 亿。年龄标化平均患病率为 1663/10 万（约为 1.7%）。近十几年来，冠心病死亡率在发达国家呈持续下降趋势，而在低中收入国家呈上升趋势。

根据近期中国疾病预防控制中心研究报告提供的数据，中国人群冠心病死亡人数在总死亡人数中的比例由 1990 年的 8.6% 增加至 2013 年的 15.2%；同期，冠心病死亡人数在所有心血管疾病死亡人数中的比例由 29% 增加至 37%。该研究估算，2013 年中国冠心病死亡总人数为 139.4 万，较 1990 年增加了 90%。目前冠心病已经在我国六个省级行政区成为首位死亡原因。多项研究结果显示，随着老龄化进程的加剧，我国冠心病的发病和死亡人数将持续增加。2018 年发布的《中国心血管疾病报告 2017》提供了 2013 年中国第五次卫生服务调查中冠心病患病率的调查结果：城市地区 15 岁以上人口冠心病的患病率为 1.2%，农村为 0.8%，城乡合计为 1%。中国冠心病医疗结果评价和临床转化研究（China PEACE）对 2001—2011 年住院数据的分析显示，急性心肌梗死（AMI）住院率呈逐年上升趋势，但院内病死率无显著降低。同时，我国的研究显示，即使院内医疗水平进一步改善并降低住院患者的病死率，其对我国冠心病死亡率的影响也有限，原因是大部分急性冠心病死亡发生于院外。因此，提高急性冠心病事件的院外急救水平颇为重要。

Question

3.

冠状动脉粥样硬化
就是血管老化吗 ?

随着生活水平的提高,"富贵病"逐渐走入我们的视线。人们常说的"富贵病"是指以糖脂代谢紊乱为基础的代谢疾病,动脉粥样硬化就是其中的一种。我们常说的动脉粥样硬化,其实属于动脉硬化的一种,而动脉硬化常是"血管老化"最主要的表现。

那么动脉粥样硬化究竟是什么呢?其实,动脉粥样硬化是一种由脂质、胆固醇、钙和其他物质组成的斑块在血管内形成而引起的慢性炎症疾病。由于在动脉内膜积聚的脂质外观呈黄色粥样,因此称为动脉粥样硬化。

动脉粥样硬化的发展是一个很漫长的过程,

主要分为以下几个阶段：①早期内膜增生和脂纹形成。②纤维化斑块形成。③不稳定斑块形成。④斑块破裂产生血栓，从而阻塞血管，影响供血。

由于早期的动脉粥样硬化一般不表现出临床症状，所以容易被忽视，但当产生的斑块严重阻塞或者完全阻塞血管时，就会诱发严重的心血管疾病。冠状动脉粥样硬化主要是指在冠状动脉上形成斑块，常伴发冠状动脉痉挛，

血管老化：指随着人年龄的增加，血管逐渐丧失其原有机能、动脉僵硬度增加、脉搏波传播速率增加的现象。

痉挛可使原有的管腔狭窄加剧，甚至导致供血的中断，引起心肌缺血及相应的心脏病变，并可成为心源性猝死的原因。

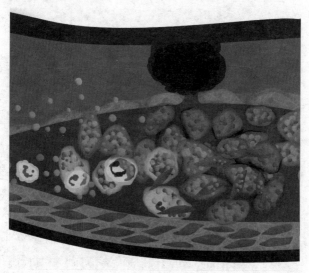

4.

冠心病有哪些类型

为适应冠心病诊疗理念的不断更新，便于治疗策略的制定，临床上提出冠心病的两种综合征的分类，即慢性心肌缺血综合征和急性冠脉综合征（acute coronary syndrome，ACS）。

（1）慢性心肌缺血综合征

又称为稳定性冠心病，包括无症状性心肌缺血、稳定型心绞痛及缺血性心肌病（ischemic cardiomyopathy，ICM）等，其中最具代表性的病种是稳定型心绞痛。

无症状性心肌缺血：是指临床上无明显不适症状，但有心肌缺血客观证据（心电活动、心肌血流灌注及心肌代谢等异常）的一类冠心病，亦称无症状性冠心病。其心肌缺血的心电图表现可见于静息时，或在增加心肌负荷时才出现，常为动态心电图记录所发现。这些患者经冠状动脉造影或尸检，几乎均证实冠状动脉有明显狭窄病变。

稳定型心绞痛：即稳定型劳力性心绞痛，亦称普通型心绞痛，是最常见的心绞痛，是由心肌缺血缺氧引起的典型心绞痛发作，其临床表现在 1 ～ 3 个月内相对稳定，即每天和每周疼痛发作次数大致相同，诱发疼痛的劳力和情绪激动程度相同，每次疼痛发作的性质和疼痛部位无改变，疼痛时限相仿，服用硝酸甘油后也可在相近时间内产生疗效。

缺血性心肌病：属于冠心病的一种特殊类型或晚期阶段，是指由于长期缺血导致心肌局限性或弥漫性纤维化，从而产生心脏收缩和/或舒张功能受损，引起心脏扩大或僵硬、充血性心力衰竭、心律失常等一系列临床表现的综合征。

（2）急性冠脉综合征

指冠心病中急性发病的临床类型，包括 ST 段抬高心肌梗死（ST-segment elevation myocardial infarction, STEMI）、非 ST 段抬高心肌梗死（non-ST-segment elevation myocardial infarction, NSTEMI）、不稳定型心绞痛（unstable angina pectoris, UAP）和心源性猝死。近年来多将急性冠脉综合征分为 ST 段抬高心肌梗死、非 ST 段抬高心肌梗死和不稳定型心绞痛三类。

ST 段抬高心肌梗死：指冠状动脉管腔急性完全闭塞，血供完全停止，导致所供血区域心室壁心肌透壁性坏死，即传统的 Q 波性心肌梗死。

不稳定型心绞痛：指介于稳定型心绞痛和急性心肌梗死之间

的临床状态，包括除稳定型劳力性心绞痛以外的初发型、恶化型劳力性心绞痛和各型自发性心绞痛。不稳定型心绞痛是在冠状动脉粥样硬化病变的基础上，发生了冠状动脉内膜下出血、斑块破裂、斑块糜烂、破损处血小板与纤维蛋白凝集形成血栓、冠状动脉痉挛及远端小血管栓塞引起的急性或亚急性心肌供氧减少，是急性冠脉综合征中的常见类型。

非 ST 段抬高心肌梗死：若不稳定型心绞痛伴有血清心肌坏死标志物水平明显升高，则可确诊为非 ST 段抬高心肌梗死。不稳定型心绞痛和非 ST 段抬高心肌梗死是紧密相连的两种情况，二者的主要差别在于缺血是否严重到心肌损伤所产生的心肌坏死标志物足以被检测到。

Question

5.

冠心病的常见
临床症状有哪些 **?**

（1）典型胸痛

多因体力活动、情绪激动等诱发，患者可突
感心前区疼痛，多为发作性绞痛或压榨痛，也可
为憋闷感。疼痛从胸骨后或心前区开始，向上放
射至左肩臂，甚至小指和无名指，休息或含服硝
酸甘油可缓解。胸痛放散的部位也可涉及颈部、
下颌、牙齿、腹部等。胸痛也可出现在安静状态
下或夜间，由冠状动脉痉挛所致，称变异型心绞
痛。如胸痛性质发生变化，如新近出现进行性胸
痛，痛阈逐步下降，以至稍事体力活动或情绪激
动甚至休息或熟睡时亦可发作，疼痛逐渐加剧、

变频，持续时间延长，去除诱因或含服硝酸甘油不能缓解，往往为不稳定型心绞痛。

心绞痛的分级国际上一般采用加拿大心血管学会的分级法。

Ⅰ级：日常活动，如步行、爬楼梯，无心绞痛发作。

Ⅱ级：日常活动因心绞痛而轻度受限。

Ⅲ级：日常活动因心绞痛发作而明显受限。

Ⅳ级：任何体力活动均可导致心绞痛发作。

如果发生心肌梗死，则胸痛剧烈，持续时间长（常常超过半小时），硝酸甘油不能缓解。

（2） 不典型表现

需要注意的是一部分患者的症状并不典型，仅仅表现为心前区不适、心悸或乏力，或以胃肠道症状为主。某些患者可能没有疼痛，如老年人和糖尿病患者。

（3） 猝死

约有1/3的患者首次冠心病发作就表现为猝死。

（4） 其他

可伴有全身症状，多见于合并心力衰竭的患者，如恶心、呕吐、出汗、发热，甚至发绀、血压下降、休克、水肿、呼吸困难等。

Question

6.

冠心病的危险因素
有哪些

?

冠心病的危险因素包括可改变的危险因素和不可改变的危险因素，了解并干预危险因素有助于冠心病的防治。冠心病的主要危险因素如下。

（1）高血压

无论收缩压还是舒张压的升高均会增加冠心病的发生风险。大量研究表明，高血压是冠心病的主要危险因素，无论单因素分析还是多因素分析均显示，收缩压和舒张压均与冠心病发病率显著相关，而且随着血压的升高，冠心病的发病率和死亡率均呈上升趋势。即使有的人血压处于正常高值（120 ～ 139/80 ～ 89mmHg），其患冠心病的危险性也高于普通人群。

（2）血脂异常

高胆固醇血症、高甘油三酯血症与冠心病的发病均存在关联。研究证实，血总胆固醇（total cholesterol，TC）水平为 $200 \sim 220mg/dL$ 时，冠心病发生风险相对稳定；超过此限度，冠心病发生风险将随总胆固醇水平的升高而增加。血总胆固醇的不同组分中，低密度脂蛋白胆固醇与心血管疾病的发生呈正相关，而高密度脂蛋白胆固醇则与心血管疾病的发生呈负相关。高甘油三酯血症是冠心病的独立危险因素。

（3）糖尿病

糖尿病除能损害肾脏、神经系统及致盲以外，还会促进心血管疾病的发生，80%的糖尿病患者都死于心血管疾病，因为升高的血糖毒害性很强，它可以损伤血管，加快血凝块形成，破坏血管的结构。人体血糖高于正常范围还会促进高血脂的发生，高血脂也是心血管疾病的高危因素。

（4）超重和肥胖

多项前瞻性研究证明，超重和肥胖可增加冠心病的发生风险，向心性肥胖更是冠心病的高危因素。实际上，心血管疾病发生风险的增加不仅与超重和肥胖有关，而且在体重达到"正常体重"的上限时，心血管疾病的发生风险就开始增加，随着体重的增加，危险性逐步增大。

（5） 吸烟

吸烟是冠心病的重要危险因素之一。冠心病的发生风险与每天吸烟量及烟龄有关。研究发现，每天吸烟大于、等于、小于20支烟的人群冠心病发生风险分别比不吸烟者高 7.25 倍、2.67 倍、1.43 倍。此外，吸烟者心肌梗死的发生风险较不吸烟者高出 1.5～2.0 倍。

（6） 不良饮食习惯

不良饮食习惯包括过多的热量摄入（可导致超重和肥胖）、过多的胆固醇摄入（可引起血脂紊乱）、过多的盐摄入（可导致血压不稳）等。

（7） 性别

冠心病的发病存在性别差异。研究发现，美国白人和非白人男性的冠心病发病率均高于女性，而绝经女性冠心病的发病率为非绝经女性的2倍。

（8） 社会心理因素

社会心理因素包括环境应激因素和个性特征因素两方面。环境应激因素可以是一次性的紧急事件，也可以指高度紧张工作条件下的长期慢性紧张。个性特征因素包括抑郁等心理因素，以及不健康的生活方式，如吸烟、不合理的饮食习惯、缺乏运动等，还包括沮丧和敌意等情绪因素。

7.

胸闷胸痛就提示
有冠心病吗 **?**

有胸闷胸痛不一定就是冠心病。冠心病患者虽然存在胸闷胸痛的表现，但是胸闷胸痛并非冠心病的特征性症状。

（1）引起胸闷胸痛的常见疾病

胸壁疾病：如皮下蜂窝织炎、流行性胸痛、肋软骨炎、肋间神经炎、肋骨骨折等。

心血管疾病：如冠心病、心肌炎、心包炎、主动脉瘤等。

呼吸系统疾病：如胸膜炎、胸膜肿瘤、气胸、肺炎、肺癌等。

纵隔疾病：如纵隔炎、纵隔脓肿、纵隔肿

瘤等。

消化系统疾病：如反流性食管炎等。

（2） 怎样的胸痛才是典型的冠心病症状呢？

第一，判断患者属不属于下列冠心病高危人群：40 岁以上的中老年人，有冠心病、高胆固醇血症家族史，高脂血症、高血压及高血糖（糖尿病）患者，肥胖者，吸烟者，精神紧张的人，久坐不动的人，等等。

第二，仔细观察胸闷胸痛症状的特点。

注意发病状况：冠心病常常发生在劳动、用力、情绪激动、解大便、劳累等心肌耗氧量增加时，而非冠心病胸痛往往发生在休息、休闲时。

注意疼痛持续时间：冠心病的胸闷胸痛持续时间一般不超过15 分钟，而非冠心病的胸部不适常常持续数小时乃至一整天。

注意胸痛性质：冠心病的胸闷胸痛主要表现为心前区的压榨样闷感、胀痛感或难以描述的不适感，而非冠心病的胸闷胸痛主要表现为闪电样痛、刺痛等等。

注意胸痛部位：冠心病的胸闷胸痛部位在胸骨下段，面积约为手掌大小，可向左侧肩胛骨、小手指侧放射，有的患者表现为牙痛、咽部紧缩感。而非冠心病的胸痛表现变化多端，可位于左侧心前区如针尖大的区域，或者一会儿左、一会儿右，部位常不固定。

注意胸痛伴发症状：冠心病患者在发病时常常会出现全身无力、出冷汗、心悸，严重者有血压下降、气短、濒临死亡感。而非冠心病患者在发作时可无明显全身症状。

（3） 不同特点的胸闷胸痛所见疾病

胸痛伴咳嗽：气管、支气管、胸膜疾病所致的胸痛常伴有咳嗽。

胸痛伴吞咽困难：见于食管疾病，例如食管炎、食管裂孔疝、食管肿瘤引起的胸痛。

胸痛伴咯血：肺结核、肺梗死、支气管扩张症、原发性肺癌的胸痛常伴有咯血。

胸痛伴呼吸困难：大叶性肺炎、自发性气胸、渗出性胸膜炎、过度换气综合征等引起的胸痛常伴有呼吸困难。

胸痛伴发热：胸痛伴发热、咳嗽，伴有相应的胸部体征，可见于大叶性肺炎、结核性胸膜炎、脓胸等。

胸痛、心前区疼痛，伴有发热、出冷汗和疲乏，出现呼吸困难及咳嗽：可见于心包炎。

胸痛伴胸闷、心悸：与此同时或在此之前出现发热、身体酸痛、咽痛、腹泻等症状，可见于急性心肌炎。

8. 什么是典型心绞痛

典型心绞痛的患者表现为心绞痛的发作在一段时期内（1个月以上）的持续时间、严重程度及痛的阈值相对稳定，即引起心绞痛发作的体力活动量患者多可预测，其不适症状经休息或含服硝酸甘油后可迅速缓解。

典型心绞痛具有如下六个方面的特点。

（1）心绞痛的性质

对同一患者来说，每次发作的疼痛程度可轻重不一，但疼痛的性质基本上是一致的。患者常描述为"压迫感""压榨感""窒息感""缩窄感""涨破感"和"烧灼感"等。刀割样或针刺

21

样的疼痛通常不是心绞痛。有时患者对疼痛的性质叙说不清，常笼统地称为胸部不适。患者一般用整个手掌或拳头来指出不适部位，而很少用一个指头指出。

（2） 心绞痛的部位及放射性

大部分心绞痛位于胸骨后、左胸前区，也可在上腹至咽部间，以及双侧腋前线间的任何部位。半数以上的患者有放射性疼痛，上臂内侧是常见放射部位（此点对心绞痛与颈椎病的鉴别甚有帮助，后者的疼痛恰好向上臂外侧放射）。少数疼痛开始于上臂而后放射到前胸。同一患者在同一时期内，其疼痛部位多固定不变，如部位扩大、放射部位增多提示病变加重；胸痛位置多变不支持心绞痛。心绞痛范围小如一拳、大成一片，甚至遍及全胸，如胸痛呈点状、线状分布，则不支持心绞痛。

（3） 心绞痛的诱因

心绞痛最常见的诱因是体力负荷或情绪激动，如走急路、上楼梯或上坡。这种胸痛发生于劳累当时而不是之后，并且常在停止活动后症状很快消失。逆风行走、寒冷或饱餐后行走心绞痛常加重，在有情绪因素的体力负荷下心绞痛易恶化。需要指出的是，心绞痛在同一患者，诱发它的劳力强度也有可能每天都不同，在同一天内也有可能不一样，其原因可能是受到进餐、天气、情绪激动、精神紧张等因素的影响。一般来说，心绞痛在晨间最容易被诱发，因此患者常发现在晨间第一次进行某种活动时可引起心绞痛，而在其余时间做同样的活动却不会引起心绞痛。如果引发心绞痛的劳力强度变动颇大，即在某一段时间完成较大量的体力活动时才会引发心绞痛，而在另一段时间轻度活动就会引发心绞痛，甚至在休息时也会发作，则应考虑可能是冠状动脉痉挛所引起的心绞痛。

（4） 心绞痛持续的时间

心绞痛呈阵发性发作，全过程一般为 3～5 分钟，重度发作可达 10～15 分钟，超过 30 分钟者少见，应与心肌梗死相鉴别。断断续续的胸痛或与心跳一致的跳痛、一过性持续数秒的胸痛不支持心绞痛；若疼痛是模糊的沉重感觉，且持续数天或数周，也不支持心绞痛；心绞痛很少受深呼吸的影响。

（5） 心绞痛缓解的方法

一般停止活动、原位站立数分钟即可缓解。心绞痛发作时患者喜取立位或坐位，不喜卧位。舌下含服硝酸甘油 1～3 分钟可使心绞痛缓解；在进行体力活动时发生的心绞痛，如果舌下含服硝酸甘油 5～10 分钟才能缓解，则不一定是硝酸甘油的作用；重度心绞痛发作，硝酸甘油疗效差；口服硝酸甘油可预防心绞痛的发作，并能增加心绞痛患者的运动耐量。此外，还要注意：硝酸甘油放置半年以上，其疗效会逐渐减退。

（6） 心绞痛的伴随症状

心绞痛发作时可伴有胸闷、气短、疲倦及衰弱等症状，有时甚至心绞痛的胸痛症状会被这些非特异症状所掩盖，应引起重视。

9.
什么是不稳定型
心绞痛 **?**

不稳定型心绞痛的特征是心绞痛症状进行性加重，新出现静息型心绞痛或夜间型心绞痛，或心绞痛持续时间延长。如果不能恰当、及时地治疗，患者可能发展为急性心肌梗死。

不稳定型心绞痛包括如下亚型。

初发劳力性心绞痛：在2个月内新发生的心绞痛（原无心绞痛或有心绞痛病史但在近半年内未发作过心绞痛）。

恶化劳力性心绞痛：病情突然加重，表现为胸痛发作次数增加，持续时间延长，诱发心绞痛的活动强度明显降低。按加拿大心血管学会的规定，恶化是指心绞痛分级加重1级以上并至少达到Ⅲ级，硝酸甘油缓解症状的作用减弱，病程在 2 个月内。

静息型心绞痛：心绞痛发生在休息或安静状态，发作持续时间相对较长，舌下含服硝酸甘油效果欠佳，病程在 1 个月内。

梗死后心绞痛：急性心肌梗死发病后 24 小时至 1 个月内发生的心绞痛。

变异型心绞痛：指静息或一般活动时发生的心绞痛，发作时心电图显示 ST 段暂时性抬高。

不稳定型心绞痛胸部不适的性质与典型的劳力型心绞痛相似，但通常程度更强些，经常被描述为"疼痛"，可持续长达 30 分钟，偶尔会将患者从睡眠中痛醒。

患者的症状如出现下述特点，均提示发生了不稳定型心绞痛。

◎诱发心绞痛的体力活动强度突然地和持久地降低。

◎心绞痛发生频率、严重程度和持续时间增加。

◎出现静息型或夜间型心绞痛。

◎胸痛放射至附近部位或出现新的放射部位。

◎发作时伴有新的相关特征，如出汗、恶心、呕吐、心悸或呼吸困难。

常用的休息和舌下含服硝酸甘油的方法能控制慢性稳定型心绞痛，但对于不稳定型心绞痛则只能暂时缓解或不完全缓解。因此，不稳定型心绞痛在治疗方面需要加强，情况严重的患者甚至需要及时入院进行监护治疗。

10.

心肌梗死是怎么回事

　　心肌梗死也叫心肌梗塞，是冠状动脉急性、持续性缺血缺氧所引起的心肌坏死。临床上多有突然出现的剧烈而持久的胸骨后疼痛，休息及硝酸酯类药物不能完全缓解，伴有血清心肌酶活性增高及进行性心电图变化，可并发心律失常、休克或心力衰竭，常危及生命。本病在欧美最常见，美国每年约有150万人发生心肌梗死。中国近年来发病率呈明显上升趋势，每年新发至少50万人，现有患者至少200万人。

　　心肌梗死多发于心脏病患者，50岁以后的人群属于高发人群。本病多发生在冠状动脉粥样硬化狭窄基础上，由于多种诱因如过度劳累、情绪激动、暴饮暴食、寒冷刺激、长期便秘、吸烟、大量饮酒等致使冠状动脉粥样斑块破裂，血中的血小板在破裂的斑块表面聚集，形成血块（血栓），突然阻塞冠状动脉管腔，导致心肌缺血坏死；另外，心肌耗氧量剧烈增加或冠状动脉痉挛也可诱发急性心肌梗死。

约半数以上的急性心肌梗死患者在起病前 1 ～ 2 天或 1 ～ 2 周有前驱症状，最常见的是原有的心绞痛加重，发作时间延长，或用硝酸甘油效果变差，或继往无心绞痛者突然出现长时间心绞痛，或心电图检查示 ST 段一过性抬高或降低，T 波高大或明显倒置。

心肌梗死的发病是非常危急的，这时要紧急就诊，时间非常关键。心肌梗死后行急诊经皮冠脉介入术（PCI）治疗是目前最有效的治疗方法。一般 PCI 的黄金治疗时间是发病后 3 小时内，可以延长到 6 小时，对于症状持续不缓解或心电图 ST 段持续抬高的患者，在 12 小时后也可以做急诊 PCI。

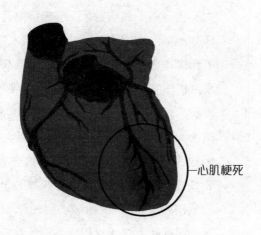

一心肌梗死

11.

急性冠脉综合征是什么疾病 **?**

急性冠脉综合征是冠心病的一种类型，是一大类包含不同临床特征、临床危险性及预后的临床症候群。它们有共同的病理机制，即冠状动脉硬化斑块破裂、血栓形成，并导致病变血管不同程度的阻塞。根据心电图有无 ST 段持续性抬高，可将急性冠脉综合征分为 ST 段抬高和非 ST 段抬高两大类，前者主要是 ST 段抬高心肌梗死（大多数为 Q 波心肌梗死，少数为非 Q 波心肌梗死），后者包括不稳定型心绞痛和非 ST 段抬高心肌梗死，非 ST 段抬高心肌梗死大多数为非 Q 波心肌梗死。之所以把急性冠脉综合征从冠心病里面提出来，是因为该病患者一般病情较为严

28

重，有生命危险，需要得到更多的医疗关注。三种类型的急性冠脉综合征临床表现差异不大，但是心电图、心肌酶学等表现都不一样，病理机制也不尽相同，所以治疗手段也是有差异的。

（1） ST 段抬高心肌梗死

ST 段抬高心肌梗死是典型的心肌梗死，心电图有 ST 段抬高，心肌酶升高，但从临床表现上不能与其他两种急性冠脉综合征相区分，必须依靠心电图和心肌酶学区分，往往还得做冠状动脉造影。治疗手段有药物治疗、介入治疗、手术治疗等。

（2） 不稳定型心绞痛

不稳定型心绞痛是一种冠心病的急性心脏事件，是急性冠脉综合征的重要组成部分，是介于慢性稳定型心绞痛和急性心肌梗死之间的临床综合征。患者心电图无 ST 段抬高，心肌酶学没有异常，心肌没有梗死，只是缺血而已。这与心肌梗死是非常不相同的，也是非常具有临床意义的。临床表现主要是突然胸痛，可伴随其他症状，比如恶心、呕吐、冒汗等。治疗手段有药物治疗和介入治疗。

（3） 非 ST 段抬高心肌梗死

非 ST 段抬高心肌梗死与不稳定型心绞痛不同，因为它已经不是单纯的心绞痛了，已经发展成为心肌梗死了，心肌酶有升高，只不过这种心肌梗死的心电图没有出现 ST 段抬高，原因可能是梗死灶没有彻底坏死。非 ST 段抬高心肌梗死的病理机制与 ST 段抬高心肌梗死的病理机制是不大相同的，所以它的治疗手段不包括药物溶栓治疗，因为溶栓反而可能增加死亡率。

急性冠脉综合征常见于老年人、男性、绝经后女性、吸烟者，以及高血压、糖尿病、高脂血症、腹型肥胖、有早发冠心病家族史的患者。患者常常表现为发作性胸闷胸痛等症状，可导致心律失常、心力衰竭甚至猝死。

一旦发现疑似急性缺血性胸痛，应立即让患者停止原来的活动，马上坐下或躺下，及时拨打"120"急救电话，不要随意搬动患者，更不要擅自陪同患者步行到医院诊治，因为这样可能会加重患者的病情，甚至导致患者死亡。

无禁忌证的急性冠脉综合征患者应立即舌下含服硝酸甘油，每 5 分钟重复 1 次，总量不超过 1.5mg。

12.

冠心病会遗传吗

　　冠心病的遗传性尚不清楚，只是可以肯定这类疾病是有家庭聚集倾向的；若双亲中有1人患冠心病，则其子女的患病率为双亲正常子女的2倍；若双亲均患冠心病，则其子女的患病率为双亲正常子女的4倍；若双亲均早年患冠心病，则其子女的患病率会比双亲正常子女高5倍。原因可能是同一家族的生活习惯、饮食结构、起居习惯等类似，或父母吸烟导致子女吸烟或被动吸烟等，从而造成冠心病的家族聚集倾向。如果冠心病患者的家庭成员能共同改变高脂、高热量、高盐饮食，以及吸烟、喝酒等不良生活习惯，同时注意加强体育锻炼，则其冠心病的发病危险是肯定会降低的。

　　其实，与遗传相关的心脏病是由多种因素共同作用的结果，遗传因素仅仅是内因，只有内因和外因相结合，才能诱发疾病。

13.

哪些人容易得
冠心病 **?**

一是男性。男女发病率的比例约为 2∶1。
因为雌激素有抗动脉粥样硬化的作用，所以女性
在绝经期后的发病率迅速增加。

二是老年人。冠心病本就是一种老年退行性
改变，随着年龄的增长，动脉粥样硬化会逐步
加重。

三是吸烟的人。吸烟是早发冠心病较显著的
危险因素。香烟中的尼古丁可导致血管内皮反复
收缩，致使内皮受损，极大地加速动脉粥样硬化
的进程。吸烟是一个可控的冠心病危险因素。

四是精神压力大者。长期高负荷工作及易激
动生气也是冠心病的危险因素。

五是"三高"人群。"三高"即高血脂（高脂血症）、高血压、高血糖（糖尿病），这是众所周知的冠心病危险因素，也是三种慢性病，其治疗重在长期控制，它们的危害是缓慢的、全面的，往往需要数十年才能发病，故不能引起某些患者的重视，但一旦犯病，都是复杂的、多系统的棘手疾病，如冠心病合并肾功能不全、脑动脉硬化、外周动脉硬化等等。

六是肥胖者。肥胖以代谢综合征为集中代表，表现为腹型肥胖、高血压、高脂血症、糖耐量异常等，病因主要与饮食习惯、生活方式相关，减肥是规避这一危险因素的有效手段。

标准体重（kg）＝身高（cm）－105（或110）。

体重指数＝体重（kg）/身高（m）^{2}。

超过标准体重20%或体重指数＞24者称肥胖。肥胖的危险性虽不如高血压、高脂血症、糖尿病那么大，但肥胖可通过促进这三项因素的发生发展而间接影响冠心病。

七是生活方式不良者。不良的生活方式主要是久坐不动、缺乏锻炼。运动能调节和改善血管内皮功能，促使已患冠心病者建立冠状动脉侧支循环，而运动量少易导致肥胖，因此应充分认识到适量运动的重要性。

八是有遗传倾向者。遗传的具体机制目前尚不清楚。

此外，高同型半胱氨酸血症，病毒、衣原体感染等都是冠心病的危险因素。当然，动脉粥样硬化是生物体正常进展的一个过程，从婴儿时就已开始，这就像人会变老、长皱纹一样，不可阻挡，难以逆转，也不可怕，我们要做的就是预防这个进展快速发展，避免血管严重阻塞。

14.
吸烟、饮酒对冠心病
有哪些影响 **?**

吸烟是冠心病的重要危险因素，世界卫生组织 1984 年关于吸烟者的界定指出，吸烟时间超过 1 年、每天吸烟超过 1 支者为吸烟者。吸烟者患冠心病的危险是不吸烟者的 1.5 ～ 4.0 倍，且冠心病发生率与吸烟量及吸烟时间具有明显量效关系，其机制与吸烟能改变血脂的构成有关，吸烟可使高密度脂蛋白胆固醇（HDL-C）降低。香烟中的尼古丁、一氧化碳（CO）可损伤血管内皮细胞，促进血小板黏附、聚集，促进纤维蛋白原沉积，形成附壁血栓。同时，心血管系统对二手烟中的毒素非常敏感，短时间被动吸烟即与慢性主动吸烟的影响相当。中青年人群由于社会文化及精神压力等因素，相比于老年人具有更高的吸烟率，且戒烟意识更差，尤其是男性。研究发现，持续吸烟者减少吸烟数量即可降低死亡率，每天减少5支香烟，死亡风险可下降72%。随着戒烟时间的延长，患病风险也随之降低。

大量临床资料显示，不饮酒的人的心血管疾病死亡率低于过量饮酒人群。流行病学研究显示，长期大量饮酒会对机体产生严重损害，可导致扩张型心肌病、心律失常、猝死、高血压等心血管疾病，同时可使酒精性肝病、肝硬化、胃肠道肿瘤及乳腺癌等的患病风险升高，还可引发精神异常、自杀、交通事故、暴力、犯罪等社会相关问题。世界卫生组织对饮酒的风险分级如下表。

饮酒的风险分级

性别	分级	每天的乙醇摄入量/g
男性	低风险	1～40
	中风险	41～60
	高风险	＞60
女性	低风险	1～20
	中风险	21～40
	高风险	＞40

Question

15.

心肌缺血是怎么回事？
什么叫无症状性心肌缺血 **?**

心肌缺血是指心脏的血液灌注减少，导致心脏的供氧减少，心肌能量代谢不正常，不能支持心脏正常工作的一种病理状态。而冠心病是引起心肌缺血最主要、最常见的病因。随着人民生活水平的提高，目前心肌缺血在我国的患病率呈逐年上升趋势，已成为中老年人的常见病和多发病，甚至一些20～30岁的年轻人也有心肌缺血的表现。心肌缺血的典型症状为体力活动时出现胸闷、心悸、气短，休息时自行缓解，或是劳累或精神紧张时出现胸骨后或心前区闷痛或紧缩样疼痛，并向左肩、左上臂放射，持续3～5分钟，休息后可自行缓解，可伴有大汗。由于心肌缺血有发生心肌梗死和猝死的危险，因此发现心肌缺血时，要及早治疗。

无症状性心肌缺血属于冠心病中一种较为特殊的类别，又称无痛性心肌缺血、隐匿性心肌缺血，其在高龄老人或糖尿病患者中的发病率较高，一般临床表现为心肌血液灌注、心肌代谢和心电活动异常等，由于其在发病时没有明显的疼痛感，比较隐匿，因此常常被忽视以至于不能及时进行诊治，导致心脏功能严重衰退。无症状的冠心病患者病情也会发展，可发生心绞痛甚至猝死，故切不可麻痹大意。患者应重视自我保健、戒烟，并接受正规治疗。

心肌缺血

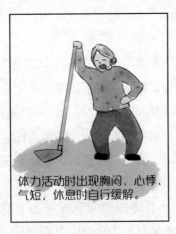

体力活动时出现胸闷、心悸、气短，休息时自行缓解。

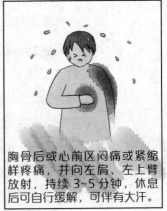

胸骨后或心前区闷痛或紧缩样疼痛，并向左肩、左上臂放射，持续3~5分钟，休息后可自行缓解，可伴有大汗。

16.

心肌劳累、心肌劳损 **?**
具体指什么情况

心肌劳累是临床上最常见的心电图表现之一，是心电图的诊断术语，是指心电图的 ST 段有下移但还没有达到心肌缺血的标准。这可能是由于肥胖、紧张等原因引起的，此时心肌可能缺血，所以在心电图 ST 段发生异常改变，但并不表示有心脏病。

心肌劳损也是一个心电图的诊断术语，主要指心电图中 ST-T 段发生异常改变，表现为 ST 段下移和 T 波低平或倒置。心肌劳损本身可以没有任何症状，仅仅是单纯的 T 波改变而没有其他心电图的异常，其往往是一种正常变化，如没有心脏病史和别的健康问题，大可不必太紧张。

但某些心血管疾病，如高血压、冠心病、心肌炎、心肌病等可以有上述心电图 ST-T 段改变。这是真正意义上的心肌劳损，是指心肌长期在高负荷下过度工作，比如在过度肥胖、高血压、工作紧张、精神压力大等因素影响下，出现心肌受损。此时心肌可能缺血，也可能供血正常，如确诊为心肌缺血，长期发展可能导致冠心病、扩张性心肌病、心功能不全等情况。所以高血压、冠心病、肥胖患者容易出现心肌劳损心电图表现。

　　检查出心肌劳损的人，要改变工作、生活方式，适当锻炼，节制饮食，控制血脂，减轻体重。如果有高血压、冠心病，建议经常到医院复查，并服用相关药物，如降压药、抗心肌缺血药等，以延缓心肌劳损的发生。

17.

什么是猝死？
冠心病可发生猝死吗 **?**

世界卫生组织对猝死的定义是：平时身体健康或貌似健康的患者，在出乎意料的短时间（6小时）内，因自然疾病而突然死亡。猝死可发生在任何年龄、任何性别和任何职业中。据统计，全世界每年有超过370万人因猝死而失去生命，青少年猝死比例有不断上升的趋势。繁重的学习压力、不良的行为习惯（吸烟、酗酒、暴饮暴食、久坐不动、睡眠不足等）是诱发猝死的危险因素。猝死有3个典型特征：①发病快且突然，令人措手不及。②病死率高，一旦患者出现猝死症状，心肌即出现极度缺血导致心电活动紊乱，可造成恶性心律失常或室颤，若短时间内没有进行有效的心肺复苏，多数患者不到 1 小时心脏便停止跳动。③多在医院外发病，据有关文献报道，87.7% 的猝死发生在医院外，多数患者因无法得到专业医疗团队救治或因错失最佳治疗时间而殒命。临床上一般将猝死分为心源性猝死和非心源性猝死两大类。

研究发现，绝大多数心源性猝死患者存在心脏结构异常，约 80% 的心源性猝死由冠心病及其并发症引起，其中 76% 发生在急性心肌梗死后，且猝死的风险在心肌梗死后 1 个月内最高。当冠心病合并严重的心律失常时，可出现心慌、胸闷、头晕、乏力和晕厥等不适的表现，这常是发生猝死的先兆，心力衰竭可明显增加猝死的风险。

猝死的高危患者是可识别和预警的，生活方式的改善、危险因素的控制、药物治疗的优化和植入型心律转复除颤器（ICD）的植入等均是猝死的一级预防措施。此外，心脏停搏的迅速识别和现场及时、正确、有效的早期心肺复苏的实行，可使 40% 的患者获得心、脑等重要器官最低限度的供氧和初级生命支持，为进一步急诊获得高级生命支持治疗赢得宝贵时间，明显改善猝死患者的存活率和远期预后。

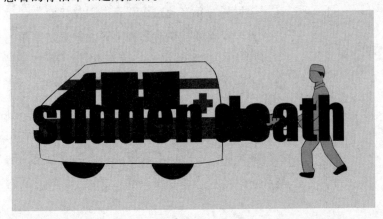

18.
冠心病会引起
心力衰竭吗 **?**

  当前，无论是在世界范围内还是在中国导致
心力衰竭的最常见原因都是冠心病。一项研究显
示，在 20 000 多例心力衰竭患者中，由冠心病
引起者占 68%，由非冠心病引起者占 32%。美
国首次全国健康与营养调查表明，冠心病的存在
可使心力衰竭的风险升高 8 倍。冠心病引起的心
力衰竭患者的预后远比非冠心病引起的心力衰竭
患者差，冠心病患者发生心力衰竭的平均年死亡
率高达 30%～40%。从冠心病发展到心力衰竭
仅需五步：冠心病心绞痛发作—急性心肌梗死—
缺血性心肌病—心脏收缩功能减退—心功能不全
甚至心力衰竭。

冠状动脉狭窄或血栓形成及休克时血压明显降低，可以引起心肌缺血，这是冠心病引起心力衰竭的基本病理因素，也是诱发因素。如果心肌长期缺血缺氧，发生营养障碍、心肌萎缩甚至纤维化，则可导致心脏收缩逐渐减弱，不能将静脉回心血量充分排出心脏，导致静脉系统血液瘀积，动脉系统血液灌注不足，而泵血不足会进一步减少冠状动脉的血供，在这样的恶性循环下，心力衰竭就慢慢发生了。而当发生心肌梗死时，相邻的梗死区心肌与非梗死区心肌可出现矛盾性运动，导致心肌收缩力急剧降低，心脏泵血量明显减少，更加容易诱发心力衰竭，导致静脉系统血液瘀积，动脉系统血液灌注不足，从而引起肺瘀血、腔静脉瘀血等，严重危害健康。有临床症状的心力衰竭患者的 5 年生存率与恶性肿瘤相仿。

19.
冠心病会发展为
缺血性心肌病吗**?**

缺血性心肌病绝大多数情况下就是冠心病引起的。其属于冠心病的一种特殊类型或晚期阶段，是由于冠状动脉粥样硬化引起长期心肌缺血，心肌组织发生营养障碍和萎缩，或反复发生局部的坏死和愈合，以致心肌弥漫性纤维化，产生与原发性扩张型心肌病类似的临床综合征。心绞痛是缺血性心肌病患者常见的临床症状之一，心力衰竭往往是缺血性心肌病发展到一定阶段必然出现的表现。缺血性心肌病早期进展缓慢，一旦发生心力衰竭则进展迅速。长期、慢性的心肌缺血可导致心肌坏死、心肌顿抑、心肌冬眠及局灶性或弥漫性纤维化直至瘢痕形成，进一步导致心脏电活动障碍，引起心律失常。该病的治疗重点在于改善冠状动脉供血和心肌的营养，控制心力衰竭和心律失常。

得了缺血性心肌病，日常要注意上述症状是否发生，发生的频率怎样、发生的严重程度怎样等等。同时一定要注意清淡饮食、不喝酒、不吸烟、劳逸结合，保持平常心，不要太激动。

感觉自己可能会心绞痛发作，或者要做用力的事情，或者情绪波动太大时，可服用一片硝酸酯类药物。当然，那些根据医生诊断，需要坚持降压、降脂、降糖、抗血小板治疗的患者，一定要坚持服药和定期复查，以防止心肌梗死的发生。

20.
冠状动脉心肌桥
是冠心病吗 **?**

　　冠状动脉心肌桥是一种先天性的冠状动脉发育异常，可能与冠心病的发病局部因素有关，也有可能引起心肌缺血。人体的冠状动脉及其分支正常情况下是行走于心脏的表面、心外膜下面的脂肪里面或心外膜的外面的。然而，在冠状动脉发育过程中，可出现一小段冠状动脉被心肌缠绕的情况，这一部分心肌就叫作心肌桥，这一小段冠状动脉称为壁冠状动脉。如果心肌桥并发冠状动脉粥样硬化，继发血栓形成或斑块脱落，可以出现心肌梗死症状及相应的心电图改变。心肌桥合并快速型心律失常时，更容易出现心肌缺血。心脏收缩时，被心肌桥覆盖的这段冠状动脉受到压迫，可出现收缩期狭窄，而心脏舒张时，冠状动脉压迫被解除，冠状动脉狭窄也被解除。冠状动脉的心肌内段，尤其左前降支的心肌内段在收缩期可受到挤压，一般在中年以后才出现心肌缺血的症状，可有心绞痛、心肌梗死等并发症，运动后偶有心律失常和猝死的报道。

诊断心肌桥的第一种方法是冠状动脉造影，如果在造影下发现人体的冠状动脉收缩期出现狭窄或者合并舒张期松弛延迟现象的话，则说明心肌桥是存在的。不过冠状动脉造影只能检查出那些对冠状动脉血流产生显著影响的心肌桥，其他类型检查不出来。血管内超声能发现心肌桥近端冠状动脉内常有粥样硬化形成。冠状动脉内多普勒检查可探得冠状动脉内血流储备减少。如果冠状动脉内多普勒检查发现部分冠状动脉血流的速度在舒张早期有明显升高的迹象，到了峰值以后很快又下降下来，继之呈一平台，直至收缩期再次下降，则说明是有心肌桥的。

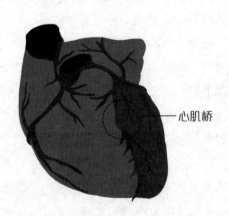

心肌桥一般预后较好，如无明显的临床症状，不需要特别治疗。临床用药是难以控制的，可手术治疗，即心肌桥切除术、壁冠状动脉内植入支架及冠状动脉搭桥术。心肌桥近端冠状动脉有粥样硬化狭窄病变的患者，进行支架经皮腔内球囊扩张术时应注意壁冠状动脉内有发生血栓的潜在危险性。

心肌桥

第二部分

冠心病的
检查与
诊断识别

Question

1.

如果怀疑自己患了冠心病，
需要做哪些检查加以明确 **？**

如果怀疑自己得了冠心病，不要随便吃药，应该去正规专业的医院、专业的科室就诊，做血生化、心电图、心脏彩超、冠状动脉 CT 和冠状动脉造影等检查。同时，大家在做检查的时候，千万不要先想它的危害。虽然有的检查可能会造成危害，但和冠心病的危害相比要小得多，严重的冠心病会引起心肌梗死甚至死亡。

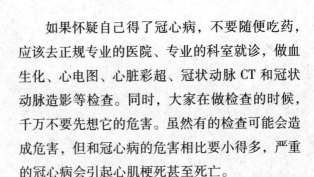

（1）血生化

通过心肌酶发现早期心肌梗死：血清中的肌红蛋白通常会在心肌梗死 2 小时内升高，12 小时内达到高峰，对高度怀疑心肌梗死患者的诊断有帮助。肌钙蛋白常在起病后 3 ～ 4 小时升高，24 ～ 48 小时达到高峰值，在血中会持续 1 ～ 2 周时间，是诊断心肌梗死的特异性指标。肌酸激酶的同工酶（CK-MB）常在发病后 4 小时内升高，16 ～ 24 小时达到高峰，3 ～ 4 天恢复正常，对诊断早期心肌梗死有重要价值。

通过血脂、血糖检查冠心病的危险因素：检查血脂、血糖（空腹和餐后 2 小时）一方面可以明确患者是否存在高血压、血脂异常、糖尿病等诱发冠心病的高危风险因素，另一方面可以为今后疾病的发展病程留下数据对照。

（2）心电图：观察心脏电活动是否发生特异性变化

在众多检查方法中，心电图经济、实用，是诊断冠心病最简单、最常用的方法。当心肌缺血时，心脏的电活动会发生特异性的变化，一般来说，冠状动脉供血不足，心电图可表现为有定位的动态 ST-T 改变，可以帮助诊断冠心病。心电图检查包括安静状态下描记的心电图、心绞痛发作时的心电图、做运动负荷试验时的心电图，还有 24 小时动态心电图。

（3）心脏彩超：看清心脏结构

心脏彩超即超声心动图，它能够清楚地显示心脏结构，如心壁厚薄、心腔大小、心脏瓣膜启闭情况、心壁的运动情况等，能较准确地测定患者的心功能，对冠心病的诊断与鉴别诊断有很大的参考价值。心绞痛患者的超声心动图改变主要表现为心腔大小变化，室壁运动幅度减低、不协调等，它还能显示心腔内不同方向的血流。

除超声心动图外，颈动脉彩超可以通过超声检测颈动脉病变，来帮助筛选冠心病的高危人群。

（4）冠状动脉 CT：检查钙化斑

冠状动脉 CT 通过检测冠状动脉的钙化情况，预测冠状动脉是否存在狭窄，以及狭窄的程度与部位。如果没有钙化斑，基本可以排除冠心病。

有的患者在接受支架或搭桥治疗后，可以把接受治疗的血管显示清楚，了解冠状动脉在治疗后的情况与变化。

（5）冠状动脉造影：冠心病诊断的"金标准"

冠状动脉造影是将特殊的导管经大腿股动脉处或上肢桡动脉处穿刺后沿血管通至冠状动脉开口，再将造影剂注入冠状动脉，通过 X 线下的显影来判断冠状动脉有无病变、病变范围及病变严重程度。若发现狭窄的部位，同时还可以进行介入治疗。冠状动脉造影是目前诊断冠心病最直接、最可靠的方法。对于其他无创检查方法都不能确诊的患者，冠状动脉造影是唯一可提供有力诊断依据的检查手段。

需要强调的是，冠状动脉造影虽然是冠心病诊断的"金标准"，但并不是人人都能做或者人人都需要做的，具体情况应该由医生做出判断。

2.
诊断冠心病必须做心电图 或动态心电图吗 **?**

　　是的。在众多冠心病的检查方法中，心电图经济、实用，是诊断冠心病最简单、最常用的方法，是诊断冠心病不可或缺的重要检查。由于冠心病的根本病理是冠状动脉供血发生不良、不足、缺血等情况，因此心电图上面会显示 ST-T 段的改变，典型表现为 ST 段水平下移，T 波消失、倒置等。但普通心电图不是即时性的，描记的时间也只是短短几分钟，当疼痛或心悸过去以后再做，很有可能会一无所获。这时就要寻求动态心电图的帮助了。动态心电图可连续进行 24 ～ 72 小时的心电记录，以捕捉心律失常、心肌缺血的信号，从而准确判断病情。

动态心电图可应用于以下情况：①心悸、胸痛、头晕、晕厥等症状性质的判断。②心律失常的定性、定量诊断。③心肌缺血的定性、定量及相对的定位诊断。④心肌梗死患者出院后的随访，用于预后评估。⑤安装心脏起搏器适应证的确定，评定起搏器的功能。⑥抗心律失常及抗心肌缺血药物的疗效评定。

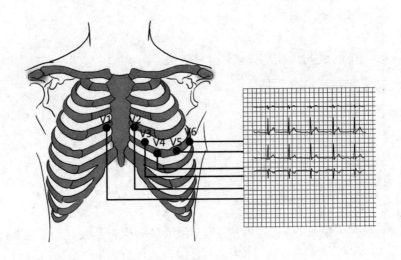

3.
在什么情况下要做
心电图运动试验 ?

　　许多冠心病患者，尽管冠状动脉已经硬化，但在静息时冠状动脉血流量仍可维持正常，而无心肌缺血现象，心电图可以完全正常。为揭示隐性冠心病或早期冠心病，可通过运动增加心脏的工作量，增加心肌耗氧量，诱发心肌缺血，辅助临床对心肌缺血做出诊断，正常人不会因这些运动而出现心肌缺血，心电图也不会有很大改变，而患有冠心病的人就经受不了这种运动，可出现心肌缺血。

　　这种通过运动增加心脏负荷而诱发心肌缺血，从而出现缺血性心电图改变的试验方法，叫作心电图运动试验，目前采用最多的是运动平板试验。其优点是运动中可观察心电图的变化，运动量可按预计目标逐步增加。与冠状动脉造影相比，虽然该试验有一定比例的假阳性与假阴性，但由于其简便实用、费用低廉、无创伤、符合生理情况、相对安全，因而被公认为是一项重要的临床心血管疾病检查手段。运动试验引发心肌梗死和死亡的概率在 0.005% 以下，是比较安全的。

心电图运动试验可用于以下情况：①协助确诊冠心病，并对无症状者进行隐性冠心病筛查。②评估冠状动脉狭窄的严重程度，筛选高危患者进行手术治疗。③测定冠心病患者心脏功能和运动耐量，以便客观地安排患者的活动范围和劳动强度，为其康复锻炼提供可靠的依据。④观察冠心病患者治疗（药物或手术）的效果。

心电图运动试验应在训练有素的内科医生监护下进行，试验中需严密观察患者的反应，及时预防和阻止意外事件的发生。一旦发生不良反应，应立即终止试验。如果患者的症状或其他的检查结果显示患者有心血管疾病的可能性比较大，则应慎重选择此项检查。因为这种在劳力过程中诱发的心肌缺血，可能是一次致命的心绞痛发作，冠状动脉狭窄程度比较严重的患者应禁止进行此项检查。

4.

心脏彩超检查
可以用来诊断冠心病吗

心脏彩超不是冠心病的确诊性检查方法，针对冠心病，它只能观察到心室壁活动情况，无法获得关于冠状动脉狭窄程度的资料。心脏彩超在临床上作用巨大，相当于医生的"透视眼"，是诊断各种心脏瓣膜疾病、各种先天性心脏病、各种原发性和继发性心肌病、心脏肿瘤等疾病的重要手段之一，还可用于治疗效果的检测及心脏手术前和手术后心功能的评价。

心脏彩超能动态显示心腔内结构、心脏的搏动和血液流动，对人体没有任何损伤，主要有以下作用：①判定有无心脏结构性异常。②判定心脏瓣膜有无启闭问题、有无赘生物。③评价心功能。④检查心包疾患。心脏彩超虽不能直接诊断冠心病，但能直观地向临床医生提示心肌缺血的部位，因此对冠心病的诊断与鉴别诊断有很大的参考价值。

5.
什么是冠状动脉 CT 检查 **?**

冠状动脉 CT 检查是应用 CT 成像技术对心脏进行增强扫描，并通过重建冠状动脉影像对冠状动脉病变情况进行诊断分析的一项检查技术，具有无创性、费用较低、并发症少、检查时间短、准确性高的优势。

冠状动脉 CT 检查适用于以下情况：①冠心病的诊断。②冠状动脉支架植入术的术前评估。③冠状动脉旁路移植术的术前评估及术后评价。④非冠心病心脏手术前的冠状动脉评估。⑤心脏电生理射频消融术的术前评估。⑥心脏和血管解剖结构的诊断。⑦心肌病的鉴别诊断。

冠状动脉 CT 检查禁用于以下患者：①有造

影剂过敏史的患者。②不能配合检查和不能屏气的患者。③孕妇。④病情危重、生命体征不稳定的患者。⑤有严重肾功能衰竭的患者。

冠状动脉CT检查的局限性：①在心律不齐及心率过快的情况下检查成功率低，图像质量难以确定。②对于冠状动脉细小分支血管的诊断准确性受限。③对于钙化严重的冠状动脉和支架内管腔的观察受限。④对于冠状动脉易损斑块的易损性评估受限。⑤评估冠状动脉内血流动力学的状况受限。⑥对于心肌的缺血程度难以量化评估。⑦辐射剂量较高。

6.
什么是冠状动脉
造影检查 **?**

冠状动脉造影检查通过把造影管放入冠状动脉内，注入造影剂，用减影方式记录图像从而了解冠状动脉的解剖结构和病变严重程度，是诊断冠心病的"金标准"。造影显示冠状动脉内径狭窄≥70%时一般会出现供血不足的临床表现。如果狭窄程度＜50%，未合并血管痉挛或血栓形成，则一般无心肌缺血症状。冠状动脉造影主要适用于以下情况。

（1）用于诊断目的

◎难以诊断的不明原因的胸痛，需要与心绞痛鉴别的情况，如胸痛综合征、上腹部痛等。

◎有典型的心绞痛症状，或者心电图、心电图运动试验等无创性检查提示有心肌缺血征象的情况。

◎原因不明的心功能不全、心脏扩大或心律失常。

◎原发性的心脏停搏患者心肺复苏后。

◎心电图提示束支传导阻滞，T 波低平、倒置或高耸，非特异性 ST-T 改变的情况。

◎冠状动脉介入治疗后或冠状动脉搭桥治疗后仍反复出现不能控制的心绞痛的情况。

◎飞机驾驶、高空作业等无症状但需排除冠心病的情况。

（2） 用于治疗目的

◎已经确诊为冠心病，准备进行冠状动脉介入治疗或冠状动脉搭桥治疗的情况。

◎急性心肌梗死需要紧急进行经皮冠脉介入术（PCI）或者择期进行 PCI 的情况。

◎陈旧性心肌梗死再发心绞痛，经药物治疗效果不佳，考虑出现新的冠状动脉狭窄需行 PCI 治疗或外科手术搭桥治疗的情况。

◎心肌梗死后室壁瘤形成需外科治疗的情况。

◎血管成形术后及冠状动脉搭桥术后仍出现心绞痛，药物不能控制，需进一步血运重建治疗的情况。

◎心脏瓣膜病患者准备行换瓣术，年龄 >45 岁，需排除冠状动脉狭窄病变的情况。

◎梗阻性肥厚性心肌病有胸痛症状，准备行化学消融术或胸外科手术的术前评估造影。

◎胸膜腔大手术前需要排除冠心病的情况。

（3） 用于评价目的

◎血运重建术后评价冠状动脉血流恢复情况和侧支循环建立情况。

◎科研工作评价。

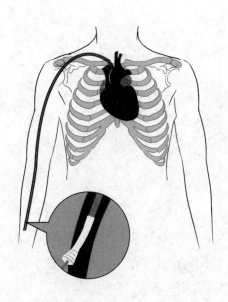

7.

冠状动脉 CT 检查和冠状动脉造影检查有什么不同

?

冠状动脉 CT 和冠状动脉造影是两种运用不同的技术进行冠状动脉评估的检查方法，二者各有其特点。

冠状动脉 CT 属于无创性检查，具有费用低、损伤小、检查时间短、使用造影剂较少、相关并发症少的优势。但冠状动脉 CT 运用的是心脏大血管计算机体层影像检查技术，最终的影像并非直观动态的连续记录，需要后期运用重组图像系统，将多层血管横断面的原始图像重组为 2D 或者 3D 的图像，因而最终的检查结果受到患者心率、心律、血管钙化程度、仪器精密度、重组技术的影响，可能存在一定的误差。心律不齐或心率较快难以药物控制,以及病情危重需紧急血运重建的患者不太适用,而对于细小分支血管病变或钙化严重的血管,存在误差的可能性较大。

冠状动脉造影属于有创性检查,检查中可连续多角度直观地记录冠状动脉的图像,准确性高,目前是冠状动脉疾病诊断的"金标准"。在冠状动脉造影过程中同时进行血管内超声(IVUS)、光学相干断层成像(OCT)、多普勒血流测定技术和压力测定技术等,可提供更多形态学和功能方面的信息,且检查受患者心律、心率及冠状动脉病变程度的影响较小。冠状动脉造影虽有较高的安全性,但相对于无创的冠状动脉CT检查,仍具有一定危险性。

上述两种检查都是评估冠状动脉病变的有效手段,其中冠状动脉CT检查无创、经济、阴性检测值价值很高,可避免冠状动脉正常而进行介入治疗,更适用于病情相对稳定,心率、心律平稳可控的患者进行冠状动脉病变的筛查及相关评估。冠状动脉造影的可靠性相对更高,更适合于受自身条件限制不能进行冠状动脉CT检查,或者血管病变的判断受CT检查设备限制,结果可能出现偏差的情况,需要立即冠状动脉介入治疗的情况也应优先选择冠状动脉造影。然而要注意的是,冠状动脉造影检查有创伤性,检查结果受术者经验影响,对于冠状动脉起源异常、难以进行冠状动脉造影操作的情况,冠状动脉CT检查价值更大,二者的选择需综合判断。

Question

8.

什么时候不推荐 做冠状动脉造影 **?**

冠状动脉造影没有绝对的禁忌证，但下列情况属于相对禁忌证，出现下列情况时应评估进行造影检查的利弊。

◎处于心力衰竭急性发作期，症状尚未控制。

◎发热，原因不明确，或感染性疾病尚未得到有效控制。

◎存在造影剂过敏的情况。

◎凝血功能严重异常，国际标准化比值（INR）>2。

◎严重的电解质紊乱或洋地黄中毒尚未纠正，容易出现各种心律失常发作，从而可能影响血流动力学。

◎患者精神异常，不能配合检查。

◎存在未纠正的严重贫血。

◎存在严重的活动性出血。

◎高血压危象尚未控制。

◎脑卒中急性期。

◎感染性心内膜炎活动期。

◎存在严重的肝肾功能衰竭。

9.

造影剂对身体
有危害吗**？**

造影剂在使用过程中有发生不良反应的风险，其发生率在 5% ～ 10%，大多数属于轻度反应，无须特别处理，但仍然存在出现严重并发症导致死亡的风险。

（1） 造影剂对机体的影响

造影剂渗透压对人体的影响：造影剂按渗透压的高低大致可分为高渗性造影剂、低渗性造影剂和等渗性造影剂三大类，其中高渗性造影剂的渗透压最高，为血浆渗透压（280mmol/L）的 5 ～ 7 倍，代表产品为泛影酸钠、异泛影酸钠、碘拉酸钠等。低渗性造影剂的"低渗"是相对于高渗性造影剂而言的，其渗透压仍为血浆渗透压的 2～3 倍，代表产品有离子型的低渗显影葡胺和非离子型的碘帕醇、碘普胺、甲泛葡胺等。等渗性造影剂的渗透压为 285～295mmol/L，接近血浆渗透压，代表产品有碘克沙醇和碘曲伦。造影剂渗透压与血浆渗透压的差别使造影剂在使用过程中可能造成人体局部刺激性疼痛反应，损伤血管内皮细胞，导致红细胞通透性降低而使血流阻滞，肾脏功能因渗透压改变而出现肾小球滤过率下降等。

造影剂离子电荷对人体的影响：造影剂按溶于水后是否产生带有电荷的溶质微粒可分为具有导电性的离子型造影剂和不具有导电性的非离子型造影剂。离子型造影剂在使用时，分解的阴离子可与血液中的 Ca^{2+} 结合，影响 Ca^{2+} 正常的肌电耦合作用，导致负性肌力作用而出现血管扩张、心肌收缩力下降等。另外，离子型造影剂与蛋白质的结合率较高，这会在过敏反应中起到关键作用。

造影剂对人体过敏反应的影响：离子型造影剂由于渗透压显著高于人体体液，且带有电荷，因此在注射过快、剂量过大时可直接刺激细胞变性而释放组胺；同时造影剂属于补体激活物质，可通过对补体系统的影响释放组胺，离子型造影剂的影响更为明显。另外，造影剂尤其是与蛋白质结合率高的离子型造影剂具有半抗原性，和蛋白质结合后可成为完全抗原诱发机体免疫反应。

（2）造影剂不良反应的分类

过敏性症状：常见皮疹、皮肤瘙痒、风团、支气管痉挛、喉头水肿甚至过敏性休克等。

一般不适症状：局部疼痛、发热、恶心呕吐、面色潮红、出汗、口腔金属味。

心脏毒性反应：低血压、快速性及缓慢性心律失常、心力衰竭等。

肾脏毒性反应：肾区疼痛、尿潴留、无尿或少尿、蛋白尿、肾衰竭。

（3） 造影剂不良反应的预防

过敏试验：了解患者的过敏史，术前行碘过敏试验。

识别高危人群：存在肝肾功能不全、糖尿病、哮喘、心力衰竭、肺气肿、造影剂过敏史的患者属于高危人群，发生造影剂不良反应的可能性较高，应尤为重视，做好相应的防护。

造影剂的选择：冠状动脉造影应选用非离子型造影剂，根据患者危险分层及经济情况选用合适的造影剂。

造影剂剂量的控制：尽量做到以最少的造影剂达到检查目的，从而降低不良反应发生率。

保持适合的循环容量：循环容量不足可影响造影剂的排泄，易损伤肾脏功能；循环容量过多则易发生心力衰竭和急性肺水肿。

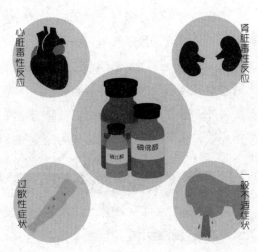

10.

冠状动脉造影
需要经常做吗？

冠状动脉造影是冠心病诊断的"金标准"，然而由于其有创伤性、费用相对较高、存在一定风险，因此在检查前应严格把握适应证，不推荐作为常规的体检项目。对于临床怀疑冠心病的情况，优先选择无创性的检查，必要时才行冠状动脉造影检查。对于既往有冠心病的患者，或者曾行冠状动脉血运重建治疗的患者，若近期出现持续的或反复发作的心肌缺血症状，或者新出现原因不明的恶性心律失常、心力衰竭可尽快行冠状动脉造影检查，病情稳定的冠心病患者不推荐常规行冠状动脉造影检查。

11.

如何判断血管年龄

（1）什么是血管年龄？

血管年龄又称动脉年龄、心脏年龄，或者心血管风险年龄，是一个新兴的概念，是将实际年龄转换为根据血管成像数据得出的年龄，可据此对个体心血管风险进行更准确的评估。国外一项随访 10 年的研究表明，脑卒中、高血压、高血脂、糖尿病患者及嗜烟者，血管年龄比实际年龄高 10 岁，10 年心血管疾病风险达 13.2%。

（2）哪些因素会影响血管年龄？

人的年龄与血管内皮功能存在相关性，随着

年龄的增加，动脉的弹性逐渐降低，血管的僵硬度增加，血管年龄也逐渐增加。

◎吸烟、喝酒可引起氧化应激，导致血管内皮功能降低，从而使其扩血管的作用减弱，最终导致血管年龄增加。

◎肥胖、高血压、脑卒中、缺乏运动、不规律作息等可增加血液黏稠度，使动脉硬化的发生率增高，导致血管年龄增加。

◎高盐、高糖、高脂饮食等不健康饮食习惯可导致血压、血糖、血脂增高，血管年龄也会随之增加。

（3）如何自测血管年龄？

血管老化的人有一半以上感觉不到身体不适，为及时预防，可通过以下自测项目进行评分，得出血管年龄。

自测项目：①最近情绪压抑。②过于较真。③爱吃方便食品及饼干、点心。④偏食肉类。⑤缺少体育锻炼。⑥每天吸烟支数乘以年龄超过400。⑦爬楼梯时胸痛。⑧手足发凉、麻痹。⑨经常丢三落四。⑩血压高。⑪胆固醇或血糖值高。⑫亲属中有人死于脑卒中、心脏病。

以上项目符合得越多血管年龄越高：符合0～4项者血管年龄属正常，符合5～7项者血管年龄比生理年龄大10～20岁，符合8～12项者血管年龄比生理年龄大20岁以上。

（4）进一步检查血管年龄的项目有哪些？

如果自测血管年龄比实际年龄大了很多，建议进一步检查以下项目。

◎颈部血管彩超。通过颈动脉内膜厚度计算血管年龄，能更准确反映血管的健康状况、预测心血管疾病发生风险，在冠心病风险评估中的价值高于弗雷明汉风险评分（Framingham risk score）。

◎脉搏波传导速度。脉搏波传导速度的快慢与血管本身的弹性有一定的关系，血管硬化则脉搏波传导速度增快，因此，脉搏波传导速度可灵敏地测量血管年龄。

◎新的心血管风险表。根据表中血压、血糖、血脂及个人基本信息，可以算出血管年龄，具体步骤如下：第一步，根据"弗雷明汉血管年龄评分表"算出总分；第二步，根据"总分与血管年龄对照表"得出血管年龄。例如，根据"弗雷明汉血管年龄评分表"得出血管分数为12，再根据"总分与血管年龄对照表"，如为男性，血管年龄就是60岁，如为女性，血管年龄就是68岁。

人在30岁以后血管老化速度会加快，因此，30岁以后应关注血管年龄，如自测血管年龄明显高于实际生理年龄，应进行体检，发现有高血压、高血糖、高血脂或存在其他高风险者，应及时防治，延缓血管年龄的增加。

弗雷明汉血管年龄评分表

危险因素	数据	分数	
		男	女
年龄/岁	30～34	0	0
	35～39	2	2
	40～44	5	4
	45～49	6	5
	50～54	8	7
	55～59	10	8

续表

危险因素		数据	分数	
			男	女
年龄/岁		60 ～ 64	11	9
		65 ～ 69	12	10
		70 ～ 74	14	11
		≥ 75	15	12
总胆固醇/ (mmol · L^{-1})		<8.9	0	0
		8.9 ～ 11	1	1
		11.1 ～ 13.3	2	3
		13.4 ～ 15.5	3	4
		>15.6	4	5
高密度脂 蛋白胆固醇/ (mmol · L^{-1})		<1.9	2	2
		1.9 ～ 2.4	1	1
		2.5 ～ 2.7	0	0
		2.8 ～ 3.3	-1	-1
		>3.3	-2	-2
收缩压/mmHg	未治疗	<120	-2	-3
		120 ～ 129	0	0
		130 ～ 139	1	1
		140 ～ 149	2	2
		150 ～ 159	2	4
		>160	3	5
	治疗中	<120	0	-1
		120 ～ 129	2	2
		130 ～ 139	3	3

危险因素		数据	分数	
			男	女
收缩压/mmHg	治疗中	140～149	4	5
		150～159	4	6
		＞160	5	7
吸烟		无	0	0
		有	4	3
糖尿病		无	0	0
		有	3	4

总分与血管年龄对照表

总分	血管年龄/岁	
	男	女
≤ -1	＜30	＜30
0	30	30
1	32	31
2	34	34
3	36	36
4	38	39
5	40	42
6	42	45
7	45	48
8	48	51
9	51	55

续表

总分	血管年龄/岁	
	男	女
10	54	59
11	57	64
12	60	68
13	64	73
14	68	79
15	72	≥ 80
16	76	≥ 80
≥ 17	≥ 80	≥ 80

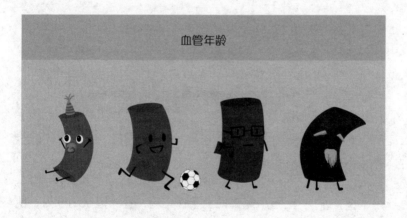

血管年龄

Question

12.

血管内超声检查
是怎么回事

?

○ **（1）什么是血管内超声？**

血管内超声（IVUS）是超声技术（无创超声）和导管技术（有创介入）相结合的一种新的诊断方法，是在传统的冠状动脉造影基础上，把超声探头置于导管头端，置入冠状动脉内，使得管壁和管腔内的病变清晰可见。

血管内超声能够精确测定血管直径，从而判断病变严重程度及性质，还可以量化血管狭窄程度，评估造成急性心肌梗死的血管（罪犯血管），指导确定支架的大小和放置支架的位置，在提高对冠状动脉病变的认识和指导介入治疗方面起着非常重要的作用，被认为是评估冠状动脉粥样硬化斑块易损性的"金标准"。

冠状动脉造影是诊断冠状动脉粥样硬化和评估血管腔狭窄程度的"金标准"，但只能评估冠状动脉内腔的狭窄程度，检查过程容易受到投射角度及参考段血管的影响，可能低估狭窄程度，不能提供有关血管壁形态、厚度、管腔特征等信息。而血管内超声是一种动态检查，能实时提供血管腔内和血管壁相关情况，完整显示冠状动脉横断面的全部信息，清晰地看到血管壁外膜、中膜边界及血管腔内斑块的情况，具有准确、直观等优点，而且和病理检查有很好的相关性。

对于冠状动脉的早期病变，冠状动脉造影可能显示为阴性，血管内超声检查可以发现存在的粥样病变及其病变程度和性质，及早检测出易损斑块和已经破裂的斑块，这是由于动脉粥样硬化早期冠状动脉会发生代偿性扩大，或者因为弥漫性病变的存在而导致冠状动脉造影的准确性降低，因此，血管内超声可以弥补冠状动脉造影的不足，提高冠状动脉早期病变诊断的准确性。

血管内超声作为冠状动脉造影的补充检查成像技术，主要用于下列情况。

◎患者有心肌缺血症状，但冠状动脉造影检查为阴性时，应进行血管内超声检查。冠状动脉造影在评估冠状动脉狭窄程度时一般选取周边正常血管作为参考，因此当存在弥漫性血管病变时，较易低估血管病变严重程度，另外动脉粥样硬化早期形成的易损斑块，冠状动脉造影检查可为阴性，此时进行血管内超声检查可以防止漏诊。

◎在冠状动脉造影过程中，对狭窄血管病变部位判断困难时，应进行血管内超声检查。由于冠状动脉左主干较短，进行冠状动脉造影检查时没有合适的血管参考段，特别是存在弥漫性病变时，进行血管内超声检查可以协助明确病变情况。对于冠状动脉分叉病变、开口病变和早期临界性病变，血管内超声检查可以协助判断。

◎在导丝通过病变部位受阻时，应进行血管内超声检查。在冠状动脉出现中重度钙化病变时，可以阻碍导丝通过病变部位、影响球囊扩张及支架安置，容易导致支架扩张不完全、冠状动脉夹层等不良后果，此时进行血管内超声检查，可以明确冠状动脉钙化的程度，从而采取冠状动脉钙化斑块旋磨、球囊扩张及药物洗脱支架植入等措施，以提高临床疗效。

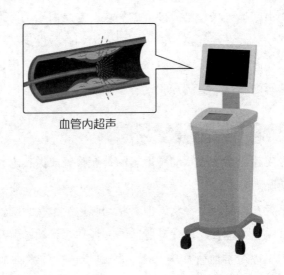

血管内超声

13.

冠状动脉的血流
储备分数是怎么回事 **?**

（1） 血流储备分数指的是什么？

血流储备分数（fractional flow reserve, FFR）是指心外膜冠状动脉存在狭窄时，狭窄的冠状动脉远端的最大血流量与假设不存在狭窄时所能获得的最大血流量的比值。在阻力最小且恒定的情况下，血流量与压力成正比，因此压力可以在心肌最大充血时代替血流量，即血流储备分数为心肌最大充血状态下的冠状动脉狭窄远端的压力（Pd）与冠状动脉狭窄近端（冠状动脉开口部位）的压力（Pa）的比值，即 FFR = Pd/Pa。如果心肌没达到最大充血状态会高估 FFR

的值，低估冠状动脉狭窄的严重性。

尽管冠状动脉造影是诊断冠心病的"金标准"，但冠状动脉造影仍存在一些局限性，其能判断冠状动脉的解剖病变，但不能评价冠状动脉压力或血流引起的生理功能改变，不能客观、准确评价冠状动脉狭窄与心肌缺血之间是否存在因果关系。研究显示，30%的冠状动脉狭窄病变程度为50%～70%（称为临界病变），60%～70%的急性冠脉综合征发生于临界病变，对死于心肌梗死的患者进行病理解剖发现，68%的患者相关冠状动脉狭窄程度＜70%。

因此，近年来一般在冠状动脉造影过程中同时完成FFR检查，以综合评估冠状动脉的解剖与生理。FFR检查是目前判断冠状动脉狭窄是否引起了心肌缺血的"金标准"。

（2）检测冠状动脉FFR有什么作用？

FFR可以反映冠状动脉狭窄的严重程度，指导病变治疗方案的选择。当FFR＜0.75时，提示存在心肌缺血（特异度为100%），宜行血运重建；当FFR＞0.8时，提示心肌缺血的可能性非常小（敏感性为88%），可以进行药物治疗。如果FFR在0.75～0.8之间，则需要根据病情及血管情况综合确定治疗

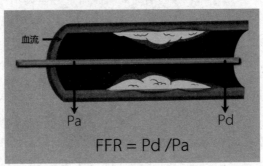

方案。

  FFR 检查有助于支架植入时机的把握及评估。在支架植入后，进行 FFR 检查还有助于判断经皮冠脉介入术后患者的预后。

  另外，以下情况也可以采用 FFR 检查：冠状动脉左主干病变预后差，冠状动脉造影评估困难；冠状动脉分叉病变血运重建复杂；冠状动脉多支血管病变时，对直接引起心肌缺血、坏死的血管进行定位难度大。

14.

心肌梗死后检查
存活心肌的方法有哪些

（1） 存活心肌与坏死心肌的区别

心肌梗死后的心肌可分为存活心肌和坏死心肌两大类。存活心肌包括正常心肌及可逆性损伤心肌，可逆性损伤心肌包括顿抑心肌和冬眠心肌。

存活心肌在血运重建后其收缩功能可完全或部分恢复。冬眠心肌和顿抑心肌都属于存活心肌，两者往往相伴而生，其共同点为可导致心室收缩功能出现功能性损伤，经过及时治疗后可以恢复。

坏死心肌是指心肌在血供中断后，心肌细胞

出现不可逆的损伤，表现为心肌细胞崩解，当冠状动脉恢复灌注后，这部分心肌的收缩力无法恢复，心功能亦不会改善。

顿抑心肌：心肌顿抑是指在急性、短暂、重度心肌缺血缓解后（一般缺血时间＜20分钟）心肌细胞虽未坏死，但出现缺血后收缩功能障碍，结构与代谢发生变化，通常在灌注之后的数小时、数天甚至数周才能恢复的现象，是一种心肌细胞的可逆性损伤。出现心肌顿抑现象的心肌为顿抑心肌。

冬眠心肌：心肌冬眠是指心肌在灌注长期减少时，虽可维持生存，但处于持续性功能低下的状态。心肌冬眠是心肌细胞应对缺血损伤的保护性机制，冠状动脉严重狭窄或者慢性反复心肌顿抑可以表现为心肌冬眠。处于冬眠状态的心肌为冬眠心肌。当血流恢复后，冬眠心肌的功能可以恢复正常。

（2）常见的检查存活心肌的方法

临床上一些冠心病患者血管再通后，心功能并未明显改善，因此，辨别心肌梗死后心肌是否存活，对是否行冠状动脉再通术有重要的意义。常见的检查存活心肌的方法有以下几种。

◎正电子发射断层成像（PET）。根据存活心肌具有代谢功能的特征，PET通过代谢显像结合灌注显像判断心肌代谢与血流灌注是否匹配来评估存活心肌，是检测存活心肌最有价值、最准确的方法，被认为是检测心肌存活的"金标准"。

◎单光子发射计算机断层显像（SPECT）。SPECT评估存活心肌的主要依据是存活心肌具有完整的细胞膜，可蓄积心肌灌注显像剂。如果 SPECT 检查心肌无放射性核素蓄积，则说明该区域心肌为坏死心肌。

◎药物负荷超声心动图。常规静息状态下，超声心动图可以用来判断是否有心肌坏死，但是，如果存在顿抑心肌或者冬眠心肌，则超声心动图检查敏感性不高。此时，采用负荷超声心动图有助于判断室壁运动情况，从而判断心肌是否有坏死。负荷超声心动图包括运动负荷超声心动图和药物负荷超声心动图，前者主观性较大，因此，临床上多采用药物负荷超声心动图。所用药物主要有多巴酚丁胺和潘生丁。如果为正常心肌，则超声心动图表现为静息或运动时心肌运动均正常；如果为坏死心肌，则超声心动图表现为静息或负荷状态时心肌收缩功能均较低。

◎心脏磁共振成像（MRI）。心脏 MRI 可综合利用形态、运动及对比增强等多种技术全面检测心肌活性，清晰显示心内膜至心外膜间心肌梗死的透壁程度及梗死区存活心肌的范围，临床应用颇具前途。

◎多层螺旋 CT。多层螺旋 CT 具有较高的时间、空间分辨率，心脏延迟扫描可提供心肌灌注、存活信息。

常见存活心肌检查方法的优点和缺点

检查项目	优点	缺点
PET 和 SPECT	灵敏、无损伤，用途广泛	费用高，分辨率较低
药物负荷超声心动图	适用性最广，为非侵入性、无辐射、直观、简便、迅速，可床旁操作	主观性强，分辨率低，可重复性差，测量依赖算法

检查项目	优点	缺点
心脏 MRI	组织分辨率高，无辐射，可"一站式"完成心脏的解剖、功能、灌注及组织特征检查	不适用于体内有起搏器、金属物品者，以及幽闭恐惧症、重病患者；检查时间长
多层螺旋 CT	组织对比明显	对患者心率有要求，辐射强

第三部分

冠心病的
治疗

1.
冠心病治疗的
基本原则是什么 **?**

　　临床上冠心病主要包括稳定型心绞痛、不稳定型心绞痛和急性心肌梗死。

　　稳定型心绞痛和不稳定型心绞痛的治疗原则：一是预防急性心肌梗死和猝死，改善预后，延长患者的生存期；二是减少缺血发作和缓解症状，提高患者的生活质量。

　　急性心肌梗死的治疗原则：保持和维持心脏功能，挽救濒死的心肌，防止梗死面积扩大，缩小心肌缺血范围，及时处理严重心律失常、心力衰竭和各种并发症，防止猝死，使患者不但能度过急性期，且康复后还能保有尽可能多的有功能的心肌。

2.

治疗冠心病的
常用药物有哪些 **？**

治疗冠心病的常用药物有以下几类。

缓解心绞痛药物（硝酸酯制剂）：主要包括硝酸甘油、单硝酸异山梨酯等。

控制心率药物（β受体阻滞剂）：常用的有美托洛尔、比索洛尔。

控制血压药物（钙离子拮抗药）：包括硝苯地平、维拉帕米等。

抗血栓形成药物（抗血小板药物）：包括阿司匹林、双嘧达莫等。

调节血脂药物（他汀类药）：包括阿托伐他汀钙片、普伐他汀等。

抗凝药物：常用的有华法林、肝素、低分子

肝素。

溶栓药物：包括尿激酶、链激酶等。

中药：运用中医辨证论治、个体化治疗的方法，根据患者的不同证型可选用不同的方剂或中成药，如气虚血瘀者用芪参益气滴丸，痰瘀互结者用瓜蒌薤白半夏汤，气滞血瘀者用麝香保心丸，等等。

3.

冠心病的急救药物
有哪些 **?**

　　冠心病患者随时可能发生心绞痛或心肌梗
死，因此家中应常备如下一些急救药物。

　　硝酸甘油：它是治疗心绞痛最迅速、有效的
药物，能直接扩张冠状动脉，改善心肌缺血，缓
解心绞痛。心绞痛发作时可立即舌下含服。

　　单硝酸异山梨酯：作用与硝酸甘油类似。其
特点是作用持续时间长，口服后可维持 3 小时
左右。

　　抗血小板药物：包括阿司匹林、氯吡格雷、
替格瑞洛等。其中阿司匹林具有抗血小板聚集、
防止血栓形成的作用，可以预防心绞痛发作并防
治心肌梗死。当冠心病患者发生心绞痛，且持续

时间＞15 分钟时，需警惕急性心肌梗死的可能，可立即口服 300mg 阿司匹林，以阻止血栓进一步形成，并及时就医。

中成药：发病时可舌下含服速效救心丸、复方丹参滴丸，涂搽或口服通窍救心油，或用宽胸气雾剂喷口 2 ～ 3 次。

另外，有高血压者需备降压药，有糖尿病者需备降糖药。

4.

冠心病溶栓治疗
是怎么一回事 **?**

冠心病溶栓治疗仅用于急性 ST 段抬高心肌梗死（STEMI）患者，是早期静脉使用纤维蛋白溶解（纤溶）药物以减少冠状动脉内血栓的再灌注治疗，可提高 STEMI 患者的生存率。常用药物为尿激酶、链激酶等。对于溶栓治疗时机的把握，应该是越早越好。STEMI 的治疗原则是尽可能挽救濒死的心肌，心肌梗死时间越长，梗死面积越大，预后越差。所以发生急性心肌梗死后，当务之急就是尽早使用溶栓药物清除冠状动脉内血栓，恢复血液供应，挽救濒死的心肌，缩小心肌梗死的范围。

Question

5.

冠心病溶栓治疗的适应证
和禁忌证有哪些

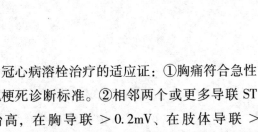

冠心病溶栓治疗的适应证：①胸痛符合急性心肌梗死诊断标准。②相邻两个或更多导联 ST 段抬高，在胸导联 ＞ 0.2mV、在肢体导联 ＞ 0.1mV，或新出现左束支传导阻滞。③发病在 6 小时以内，最佳的情况是发病在 3 小时以内。若发病在 6 ～ 24 小时，仍有严重胸痛，并且 ST 段抬高导联有 R 波，仍可考虑溶栓治疗。④年龄 ＜ 75 岁。

冠心病溶栓治疗的绝对禁忌证：①有出血性脑血管意外史，或半年内有缺血性脑血管意外史，包括短暂性脑缺血发作（TIA）。②已知的颅内肿瘤。③活动性内脏出血（月经除外）。

④可疑主动脉夹层。

冠心病溶栓治疗的相对禁忌证：①近期（2～4周内）做过外科手术或活体组织检查，心肺复苏术后（体外心脏按压、心内注射、气管插管），或有外伤史。②不能实施压迫的血管穿刺。③未控制的严重高血压（＞180/110mmHg）。④对扩容和升压药无反应的休克。⑤妊娠。⑥感染性心内膜炎。⑦二尖瓣病变合并房颤且高度怀疑左心房内有血栓。⑧糖尿病合并视网膜病变。⑨出血性疾病或有出血倾向，已在抗凝治疗中。⑩近期（2～4周内）有内脏出血，或活动性消化性溃疡。

Question

6.

**硝酸酯类药物
会引起头痛吗 ?**

　　硝酸酯类药物如硝酸甘油可使脑血管扩张，引起颅内压升高，服用后可引起头痛、头胀、面部及颈部皮肤潮红，这些不良反应可以在停药后自行消退。有的患者对硝酸甘油比较敏感，即使是小剂量使用也会出现上述症状，此时可将 1 次剂量的药分几次服用（也可以换药，使用中成药缓解心绞痛，如速效救心丸、复方丹参滴丸等）。尤其应该注意当患者有青光眼、颅内压增高、脑出血时应慎用。

7.

治疗冠心病的常用药物
都有哪些副作用

阿司匹林的副作用主要有上腹部不适、恶心，使用肠溶片可减轻此症状；上消化道出血或溃疡也是服用阿司匹林可能出现的副作用，一旦发现，应立即停药，并进行局部止血。

硫酸氢氯吡格雷片的副作用主要有头痛、眩晕、紫癜、鼻出血和过敏性皮疹等。

硝酸酯类药物的副作用主要有头晕、头胀痛、头部跳动感、面红、心悸，偶有血压下降。

β受体阻滞剂的副作用主要有乏力、心动过缓、诱发哮喘和心力衰竭、掩盖低血糖反应等。

血管紧张素转化酶抑制剂（ACEI）的副作用主要包括咳嗽、低血压、血清肌酐升高、高血钾和罕见的血管性水肿。如有严重咳嗽则可换用血管紧张素Ⅱ受体阻滞剂。

8.

冠心病患者为什么要
长期服用阿司匹林?
哪些人不适合服用阿司匹林 **?**

　　冠心病是由于冠状动脉发生内皮损伤或形成粥样硬化斑块,并在此基础上出现血小板聚集形成血栓,最终导致心肌严重缺血的一种病症。阿司匹林是一种有效的抗血小板聚集的药物。其作用机制是不可逆地抑制环氧化酶的生成,使血小板血栓素 A2 合成减少,抑制血小板的黏附、聚集和释放。由于它对环氧化酶的抑制是不可逆的,故其对血小板功能有独特、持久的抑制作用,可以达到防止微血栓形成、防止粥样硬化的目的。所以,对于冠心病患者或已有动脉粥样硬化的患者,阿司匹林可以明显降低其发生急性心肌梗死或脑血栓等血栓性疾病的危险。血小板的寿命为 7 ～ 10 天，而阿司匹林对血小板的抑制作用可持续 4 ～ 7 天，故冠心病患者长期服用阿司匹林可以防止微血栓形成、防止粥样硬化进展，减少发生急性心脑血管事件的风险。

对阿司匹林过敏者、易出血体质者或有严重未控制的高血压、活动性消化性溃疡、局部出血的患者禁止使用阿司匹林，可改用氯吡格雷、替格瑞洛等。

9.

冠心病患者为什么要服用他汀类药物

?

　　降脂（或称调脂）药物在治疗冠状动脉粥样硬化中起重要作用，低密度脂蛋白胆固醇（LDL-C）被认为是动脉粥样硬化的主要致病因子，LDL-C 的降低与冠心病死亡率的降低有明显关系。他汀类药物可以改善内皮细胞的功能，抑制炎症、稳定斑块，使部分动脉粥样硬化斑块消退，显著延缓病变进展。故慢性稳定型心绞痛患者即使只是出现轻度到中度的 LDL-C 升高，也建议服用他汀类药物治疗。

　　他汀类药物（常用的有阿托伐他汀、瑞舒伐他汀、洛伐他汀等）常见的不良反应有乏力、胃肠道症状、头痛和皮疹等，少数可出现肝功能损害和骨骼肌病变等严重不良反应，也有横纹肌溶解症致死的个别报道，长期用药要注意监测肝肾功能和肌酸激酶水平。

10.
冠心病患者什么时间
服用药物较好？

用于治疗冠心病的药物，每天 1 次的应在早晨 6—8 点服用，每天 2 次的应分别在早晨 6 点和下午 3 点服用，每天 3 次的应分别在早晨 6 点、中午 12 点、下午 5 点服用。这样服药可减少发生急性心肌梗死和心源性猝死的危险。

临床和流行病学观察均显示，急性心肌梗死和心源性猝死的发生在一天中有两个高峰：起床后 1 ～ 2 小时和此后的 10 ～ 12 小时，尤其以第一个高峰更为明显。其原因如下。

◎正常的血小板聚集率最高值发生在上午 6—9 点，导致血液的凝固性在此时增强。

◎血压在上午 6—9 点也有一次高峰（此时

人体从睡眠转为觉醒，血压会明显上升），伴有心率加快，可使心肌耗氧量增加，引起心肌缺血。

◎儿茶酚胺的分泌在早晨起床时急剧上升，它可使冠状动脉收缩、斑块破裂而导致原有的非阻塞性斑块迅速发展至冠状动脉血栓形成，使心肌供血急剧减少。

◎值得注意的是，室性心律失常也趋向分布于上午 6—12 点。

因此，如能在上述两个高峰到来之前用药，无疑能减少发生急性心肌梗死或心源性猝死的危险。

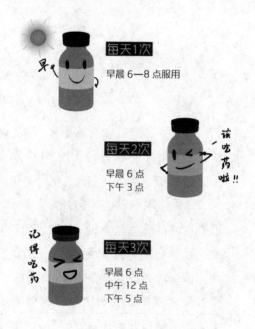

11.

为什么有的降压药
可以用来治疗冠心病

β 受体阻滞剂、钙通道阻滞剂（CCB）、血管紧张素转化酶抑制剂（ACEI）等降压药也可用来治疗冠心病。

β 受体阻滞剂，如美托洛尔、比索洛尔等，主要是通过减慢心率、降低血压、减弱心肌收缩力、降低心肌氧耗量来缓解心绞痛的发作。此外，该药还可以使不缺血的心肌区小动脉（阻力血管）收缩，从而使更多的血液通过极度扩张的侧支循环（输送血管）流入缺血区。

钙通道阻滞剂（CCB），如硝苯地平、氨氯地平、维拉帕米等，主要通过以下机制治疗冠心病：①抑制钙离子进入心肌，从而抑制心肌收缩,降低心肌氧耗量。②扩张冠状动脉,解除冠状动脉痉挛,改善心内膜下心肌的供血。③扩张周围血管,降低动脉压,减轻心脏负荷。④降低血黏度,抗血小板聚集,改善心肌的微循环。

血管紧张素转化酶抑制剂(ACEI),如卡托普利、培哚普利等,并非治疗心绞痛的药物,但可减少缺血性心血管事件的发生。ACEI 能逆转左心室肥厚及血管壁增厚,延缓动脉粥样硬化进展,减少斑块破裂和血栓形成。另外,ACEI 有利于改善心肌氧供/氧耗平衡和心脏血流动力学,并降低交感神经活性,从而改善心脏功能。

12.

中医治疗冠心病
有什么优势 **?**

　　冠心病的发生是全身病变涉及众多因素的局部反映，力求祛除病因或只着眼于局部治疗，而忽视生理病理的整体性联系，是目前冠心病治疗效果不佳的症结所在。

　　中医对疾病的认识，不局限于病变部位本身，而是认为人体是一个有机的整体，生理上相互联系，病理上相互影响，局部病变是全身病理变化的一部分。冠心病属中医的胸痹心痛、厥心痛等范畴，其发病机制是本虚标实，本虚为心之气血阴阳不足，标实为气滞、痰浊、寒凝、血瘀，发病形式是心脉痹阻不通。但心之气血阴阳不足与全身五脏六腑密切相关，而标实诸病理因素亦是全身病变的反映，如肺失宣降、痰浊内生，脾虚湿阻、积久成痰，肝郁气滞、津聚成痰，肾虚不化、水泛为痰，皆可阻遏胸阳、壅塞脉道，导致胸痹心痛。因此，冠心病的发生发展与各个脏腑都有着密不可分的联系。心脏有病可影响他脏，他脏有病亦可累及心脏，故《难经·六十难》云："其五脏气相干，名厥心痛。"《灵枢·厥病》则载有肝心痛、肾心痛、肺心痛、脾心痛等。而焦树德教授则言："五脏六腑皆能令人心痛，非独心也。"中医的这种对疾病的整体观与目前西医有关冠心病发病机制的研究结论是不谋而合的。在疾病整体观指导下，中医治疗冠心病时不仅考虑引起冠心病的各种致病因素，还注意患者气血阴阳的盛衰情况；不只强调冠状动脉（心脉心络）的局部病变，更重视这种局部病变与全身生理病理的整体性联系。因此，中医能同时针对冠心病的基本病理和衍生病理，不仅可作用于患病局部的众多因素，而且可作用于全身多个病理环节，多层次、多靶点地整体调节，综合治疗。

13.

治疗冠心病常用的
活血化瘀中药有哪些

治疗冠心病常用的活血化瘀中药如下。

赤芍：味苦，性微寒，有清热凉血、散瘀止痛的作用。

丹参：味苦，性微寒，有活血止痛、养血安神、凉血消痈的作用。

红花：味辛，性温，有活血通经、散瘀止痛的作用。

三七：味甘、微苦，性温，有化瘀止血、活血定痛的作用。

毛冬青：味甘，性平，有清热解毒、活血化瘀、凉血散毒的作用。

川芎：味辛，性温，有活血行气、祛风止痛的作用。

14.

冠心病可用哪些
中成药治疗 **?**

以下中成药可供参考选用。

麝香保心丸：源于北宋《太平惠民和剂局方》的苏合香丸。麝香保心丸对冠心病患者的心绞痛、胸闷和心肌梗死疗效显著。其主要成分为麝香、人参提取物、牛黄、肉桂、苏合香、蟾酥、冰片。该药芳香温通，益气强心，可用于气滞血瘀所致的胸痹，以及心肌缺血所致的心绞痛、心肌梗死见上述证候者。

复方丹参滴丸：是复方丹参片的新剂型，具有溶出速率快的特点，舌下含服，经舌黏膜吸收，可直接进入血液循环，3分钟即起效。其主要成分为丹参、三七、冰片，既可舌下含服，也可口服。

芪参益气滴丸：成分为黄芪、丹参、三七、降香油，有益气通脉、活血止痛的功效。可用于气虚血瘀型胸痹，症见胸闷、胸痛、气短乏力、心悸、自汗、面色少华，舌体胖有齿痕、舌质暗或紫暗或有瘀斑，脉沉或沉弦。

速效救心丸：成分为牡丹皮、川芎、冰片，有清热凉血、活血止痛的功效。可用于偏热型轻中度胸痹心痛，痛兼烦热，舌苔色黄。

宽胸气雾剂：为定量阀门气雾剂，在耐压容器中的药液为浅黄色的澄清液体，喷出时具有特异香气，味苦、微辛辣，具有理气止痛之功，可于心绞痛发作时临时应用。寒性宽胸气雾剂由肉桂、香附等组成，功能温经散寒、理气止痛，适用于心绞痛苔白者；热性宽胸气雾剂由牡丹皮、川芎等组成，具有凉血清热、活血止痛之功效，适用于心绞痛苔黄者。

通心络胶囊：成分为人参、水蛭、全蝎、土鳖虫、蜈蚣、蝉蜕、赤芍、檀香、降香、乳香、酸枣仁、冰片，用于心气虚乏、血瘀络阻所致的胸痹、心悸。

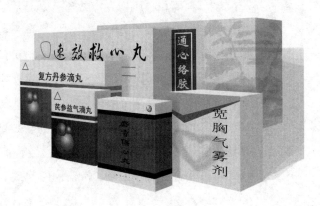

15.

冠心病患者
可以吃安宫牛黄丸吗

在冠心病患者合并中风，且中风被医生辨证
为中脏腑之证时，可服用安宫牛黄丸。安宫牛黄
丸出自清代吴瑭的著作《温病条辨》，是在改良
牛黄清心丸基础上制成的，由牛黄、郁金、犀角
（水牛角代）、黄连、黄芩、栀子、朱砂、雄黄、
冰片、麝香（用人工麝香）、珍珠、金箔衣等药
物组成。现代研究表明，该方具有抗惊厥和解热
的作用，适用于中风（除寒闭证外）、高血压危
象、持续高热、脑炎、脑膜炎、外感重症疾病
（除风寒感冒外）、败血症等疾病，临床常用于
治疗脑血管疾病。

第四部分

冠心病的
预防、康复
与调养

1.
什么是冠心病康复 **?**

　　冠心病康复是一个融合生物医学、运动医学、营养医学、心身医学和行为医学的专业防治体系，通过五大核心处方（药物处方、运动处方、营养处方、心理处方、戒烟限酒处方），以及引入中医元素的第六大处方（中医处方——八大康复法：六字诀调息法、形体导引法、辨证调治法、药膳调养法、精神调摄法、物理外治法、五音疗疾法、自然环境疗法）、引入手术康复手段的第七大处方（手术处方），综合干预危险因素，为冠心病患者在急性期、恢复期、维持期及整个生命过程中提供生理、心理和社会的全面管理与治疗。

2.

什么是冠心病康复
中医处方的八大康复法 **?**

冠心病康复中医处方的八大康复法即六字诀
调息法、形体导引法、辨证调治法、药膳调养
法、精神调摄法、物理外治法、五音疗疾法、自
然环境疗法。

（1）六字诀调息法

六字诀调息法是以呼吸吐纳为主伴或不伴肢
体动作的一种养生方法，最早见于南北朝时陶弘
景所著的《养性延命录》中。六字诀即吹、呼、
嘻（xī）、呵（hē）、嘘、呬（sī）。"吹"字术
数益肾气，"呼"字术数培脾气，"嘻"字术数
理三焦，"呵"字术数补心气，"嘘"字术数平

肝气，"呬"字术数调肺气。有研究认为，在发不同字诀时可引起人体不同部位的共振，这为六字诀治疗不同脏腑疾病提供了一定的生物物理学基础。

（2）形体导引法

导引是中国古人在数千年的养生保健实践中总结出来的一种防病治病的方法，主要包括八段锦、太极拳、五禽戏、易筋经等中医传统运动项目。中医运动康复提倡精神意识形体运动，内外兼修、身心交融，且运动的动作和缓、形神和谐，将调身、调心、调息融为一体。如把中西医运动康复理念结合在一起，会增强人体的潜在机能，达到一个高水平的康复水准。

（3）辨证调治法

辨证论治是中医学的特色与精华，是中医理、法、方、药在临床上的具体应用。其实中医既辨病又辨证，辨病与辨证结合是中医康复的前提和条件。在中医康复的临床过程中，通过辨证找出引起冠心病各种功能障碍的内在原因，对其有针对性地进行调理，体现了中医康复学"治病求本"的原则。在药物辨证调治康复治疗中，中医提倡活血化瘀、益气养心、扶正祛邪、平衡阴阳等理论。

（4）药膳调养法

中医提倡"药食同源"的理论。药物治病需适可而止，要与谷、果、畜、菜互相配合，综合运用，充分发挥饮食营养对人体的积极作用。药膳调养应遵从"五谷为养，五果为助，五畜为益，五菜为充，气味合而服之，以补精益气"这一原则。药膳既可补充食疗功能的不足，又可增强药物治疗效果，缩短康复时间，促进患者恢复。冠心病患者饮食上忌肥甘厚味、生冷油腻，宜选择清淡饮食，可以在医生的指导下，服用药茶、药膳、药粥以促进心脏康复。

（5）精神调摄法

中医认为，情志因素会对人体的气机产生影响，而且不同的情志因素会影响不同的内脏。冠心病患者容易产生悲伤、恐惧、抑郁、焦虑等负面情绪，所以要通过精神调摄保持心情平静、舒畅，以促进康复。中医的精神调摄法与西医的心理处方有异曲同工之妙。此外，中医康复学还推崇多种怡情养性的好方法，如琴、棋、书、画等。

（6）物理外治法

中医物理外治法包括针灸、按摩、熏洗、针刀、敷贴、膏药、脐疗、足疗、耳穴疗法、物理疗法等百余种方法，近年兴起的中药经皮给药亦属于外治法范畴。物理外治法治疗范围遍及内、外、妇、儿、骨伤、皮肤、五官、肛肠等科，故有"良丁（高明的医生）不废外治"之说。

（7）五音疗疾法

中医根据传统的阴阳五行理论，用宫、商、角、徵、羽五种不同音调的音乐来治疗疾病。具体来说：宫音悠扬谐和，助脾健运，旺盛食欲；商音铿锵肃劲，善制躁怒，使人安宁；角音调畅平和，善消忧郁，助人入眠；徵音抑扬咏越，通调血脉，抖擞精神；羽音柔和透彻，发人遐思，启迪心灵。《黄帝内经》在两千多年前就提出了"五音疗疾"的理论。在中医心理学中，音乐可以感染、调理情绪，进而影响身体。听音乐时，曲调、情志、脏气共鸣互动，可达到动荡血脉、通畅精神和心脉的作用。当音乐振动与人体内的生理振动（心率、心律、呼吸、血压、脉搏等）相吻合时，就会产生生理共振、共鸣，这就是"五音疗疾"的身心基础。

（8）自然环境疗法

自然环境疗法以取法自然、顺应自然环境为特点，通过坚持科学的行为方式增加人体自身免疫力来防病、治病、康复。自然环境疗法强调机体的自愈能力，充分利用大自然的环境、物质，如阳光、温泉、森林、鲜花、草药等来进行疾病康复。冠心病患者应积极采用自然疗法，避风寒、畅情志、慎饮食、调作息，加强基础病控制，争取早日康复。

3.

冠心病康复
具体包括哪些内容

冠心病康复的具体内容如下。

生活方式的改变：主要包括戒烟限酒、合理饮食、科学运动及睡眠管理。

双心健康：包括患者的心脏功能康复和心理健康恢复。

循证用药：冠心病的康复必须建立在药物治疗的基础上，因此循证规范用药是冠心病康复的重要组成部分。

生活质量的评估：冠心病康复的目的是提高患者的生活质量，使患者尽可能地恢复到正常或者接近正常的生活质量水平。

职业康复：冠心病康复的最终目标是使患者

回归家庭、回归社会。因此，冠心病康复应采取一切措施让患者尽可能回归家庭，重返以前的工作岗位或从事病后力所能及的工作。

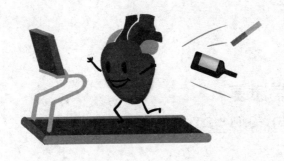

4.

支架植入术后还能运动吗？
能参加什么样的运动 **?**

　　急性心肌梗死的患者，在医院度过了急性期后，如病情平稳，医生都会允许其回家进行康复治疗。而坚持合理适当的家务劳动和体育锻炼是康复治疗的主要措施。

（1） 恢复期

　　指急性心肌梗死后 3～8 周，此期要继续听从医生指导，按时服药，保持情绪稳定，这在出院后的第一年尤为重要。在患者病情比较稳定时，在家里可以进行自我的生活料理，做做简单的家务劳动，如自行洗漱、穿脱衣物、洗餐具、擦桌子、扫地等，但应避免费力的家务劳动，如拖地、搓洗衣物、伸竿晾晒、移动家具等。可缓慢步行上下楼，但要避免疲劳，每层楼要休息 5～10 分钟。可进行室外散步，宜选择离家近的公园、环境较好的地区，每次散步时间不超过 30 分钟。娱乐方面可读书、写字、看电视、做针织、浇花、下棋、打扑克等，但要保持情绪稳定，切忌过分在意输赢而引起病情变化。

（2） 维持期

急性心肌梗死 8 周以后（此时称为陈旧性心肌梗死），心肌坏死早已愈合，疾病进入病情相对稳定的维持期，此期的康复以促进机体恢复、增加心肌侧支循环、改善心肌功能、减少复发的危险因素为重点。患者可以在家进行系统的康复锻炼，如体操、气功、太极拳等运动。年纪较轻、体力较好、没有心功能不全的患者，还可以慢跑、打乒乓球、缓慢游泳等。但在运动前不宜吃得过饱，不能过度劳累，以运动时有轻微出汗、呼吸次数稍有增加、有轻微劳累感但并无不舒适感为度。

5.
急诊经皮冠脉介入
术后何时可以运动 ？

　　急诊经皮冠脉介入术（PCI）后患者出院后应积极进行早期康复治疗，以恢复机体状态。第3～7天进行床上活动，第8～13天进行室内活动，第14～17天进行室外活动。患者从第3天开始运动，由手足小肌群等开始，逐渐进行中大肌群运动。开始可由医护人员或家人进行肢体被动运动，逐渐过渡到自主运动。原则是短时间、多次、逐渐增量，运动前、运动中、运动后测量血压和脉搏等，以便决定运动量的增减。急性心肌梗死患者经适当的康复训练可增加体力、改善精神及社会功能、减轻症状、促进康复，并能降低由于再次栓塞所致继发死亡的危险性。

Question

6.

如何知道自己适合
多大强度的康复锻炼

?

冠心病患者锻炼的方法很多，但掌握适合自
己的运动量，进行合适的锻炼则是一个至关重要
的问题。运动量过小只能起安慰的作用，不能达
到增加侧支循环、增强心功能的目的；运动量过
大又会引起心绞痛、心肌梗死甚至心力衰竭的
发作。

冠心病患者可以根据自我感觉来判断运动量
的大小。如果运动后感到轻松、自我感觉良好，
有轻度愉快的疲劳感，情绪饱满、精力旺盛、食
欲正常、睡眠好，说明运动量合适；假如运动后
感到头昏、胸闷、心慌、气短、精神不好、易疲
劳、不思饮食、难以入眠，说明运动量过大，则

应适当限制运动量。

　　反映运动量大小比较客观的指标是在运动过程中和运动刚结束时的心率或每分钟脉搏的次数。因为心率是与运动时氧的消耗量成正相关的，运动量大，氧的消耗增多，心率就加快；运动量小，氧的消耗少，心率就减慢。研究证实，正常成年人最大运动量的心率为（220－年龄），健康老人为（180－年龄）。冠心病患者的运动量还要小一些，一般运动时的心率不要超过最大心率的80%，运动后的脉搏不应超过110次/分。

　　运动强度可分为低强度、中等强度和较大强度三级。它是以机体运动时耗氧量的多少进行衡量的。耗氧量愈大，运动强度就愈大。但由于生活中很难测定耗氧量，因此在运动中常以心率作为衡量运动强度最实际的指标。患者仅需数自己的脉搏15秒钟，再乘以4，即得每分钟的心率，但这种方法仅适用于无心律失常的患者。低强度、中等强度运动时，最高心率分别是100次/分、120次/分。通常来说，冠心病患者进行低强度至中等强度的运动就能达到锻炼目的。

7.

冠心病患者去旅游
需要注意什么 ?

冠心病患者去旅游需要注意以下问题。

◎时间最好是春末、夏初或秋季，这时气候宜人，不会因寒冷或酷暑诱发冠心病或其他身体不适。

◎旅游应安排在冠心病稳定时期，如有心绞痛发作，应该在心绞痛停止发作后至少3个月以上方可外出旅游。若有心肌梗死，要待病情稳定1～2年后才可旅游，而且不宜远行。

◎旅游前必须准备冠心病的治疗药物，尤其是防治心绞痛（缓解心绞痛急性发作症状）的硝酸甘油等药品。另外，在旅游途中也要遵医嘱按时服药。

◎应选择安全平稳的交通工具。外出时最好是选择火车卧铺或乘飞机、轮船，但应避免时间太长，以防路途劳累、病情复发。乘飞机虽是在高空，但是密闭舱的气压、气温、氧气含量与地面相似，而且乘坐时间短，一般来说相对安全些。

◎旅游的地点应选择环境优美、空气新鲜、人员较少的地方，避免去人员拥挤的地方。

◎旅游期间应注意保暖，切忌感冒受凉。还应该注意保证充足的睡眠，不能因急于赶路或流连景色而忽视休息。

◎旅游项目应根据体力适可而止。一些增加心脏负担的项目，例如爬山、航海等不宜参加。旅游途中如自觉心跳加快应及时休息，不要勉强。

◎冠心病患者不宜单独外出旅游，要有人陪伴或参加集体活动。同时，最好预先安排好住宿，有计划进行，以免为途中生活问题而烦恼，导致发病。

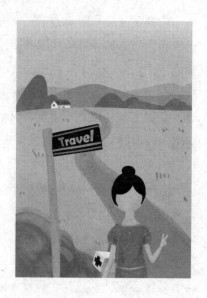

8.
冠心病患者
吃什么比较好 **?**

　　饮食是冠心病形成过程中至关重要的因素，长期摄入过多的动物脂肪和高胆固醇食物是冠心病发生的危险因素。反过来，改变饮食结构，合理调配饮食，可以控制甚至逆转冠状动脉粥样硬化。研究表明，海鱼、蔬菜、水果、豆类、坚果等都可以有效地预防冠心病。

　　海鱼：尤其是沙丁鱼、大马哈鱼、金枪鱼、鲈鱼、鲟鱼等富含一种特殊的脂肪酸，它可以使高密度脂蛋白胆固醇升高，使甘油三酯降低，还能改善心脏功能，减少心律失常和心房纤颤。冠心病患者如果每周吃 3 次海鱼，每次 100g 左右，可有效控制病情，减少心肌梗死的发生。

蔬菜、水果：蔬菜和水果富含维生素 C、β-胡萝卜素、叶酸及其他一些抗氧化物质，可有效保护心血管系统。蔬菜和水果中所含的果胶类物质可有效结合胆固醇及脂肪，并将其排出体外，这对于防止动脉粥样硬化与冠心病具有重要意义。最好每天吃 5 种蔬菜或水果，总量在 400～500g。建议从以下蔬菜和水果中选取：苦瓜、菜花、西兰花、卷心菜、油菜、萝卜、胡萝卜、菠菜、南瓜、刺梨、猕猴桃、鲜枣、草莓、西瓜、苹果、香蕉、橘子、葡萄等。

大蒜：素有济世良药之称的大蒜，号称"血管清道夫"。如果每天吃 3 瓣大蒜，经过 1 个月之后，可使血液中总胆固醇下降 10%。大蒜中至少有 6 种有效成分能减少肝脏合成胆固醇，还能使高密度脂蛋白胆固醇升高。

大豆：大豆是动脉的救星，心脏的卫士。研究证明，饮食中用大豆制品代替肉类与乳制品，3 个星期之后，血液中总胆固醇可下降 21%，高密度脂蛋白胆固醇可升高 15%，同时甘油三酯也会相应下降。大豆还具有强大的抗氧化作用，可保护细胞免受自由基的损害，从而能预防多种疾病。

坚果：坚果富含抗氧化剂及单不饱和脂肪酸，可以降低血液中的总胆固醇，抑制低密度脂蛋白胆固醇的氧化过程。坚果大都富含维生素 E，能使老化的动脉血管重现活力。每天适量进食一些坚果，如核桃、杏仁、榛子、花生、松子仁等，可以预防冠心病。

9.

得了冠心病，应该随身携带什么急救药品 ？

冠心病患者常常突然发病，所以应随身携带急救药品，以备急用。突发心绞痛时，要立即停止活动，原地坐下或卧床休息，并迅速取出硝酸甘油1片，舌下含服，一般2～3分钟后可缓解，可重复用药2～3次；倘若心绞痛频繁发作，可服用长效硝酸甘油片，每天2次，每次1片；如果患者出现精神紧张、焦虑不安及失眠，可遵医嘱服用安定（地西泮）1～2片。如果症状仍未缓解，则应立即拨打"120"急救电话或由家属护送去医院求治，以免延误治疗。

10.

得了冠心病
要终身吃药吗

在确诊为冠心病之后，一定要坚持长期服药，从而控制心绞痛发作和预防致命的心肌梗死。

冠心病是因为冠状动脉发生粥样硬化，导致冠状动脉狭窄造成的，一般来说临床上会把冠状动脉狭窄超过 50% 的称为冠心病，狭窄低于50% 的称为冠状动脉粥样硬化。而冠状动脉粥样硬化是不可逆的，是一种终身疾病。如果症状消失了，那就说明药物控制了病情，如果此时停服药物，很有可能发生"停药反跳"现象，这种情况更加危险，所以一定要坚持服药。

当冠心病患者出现情绪激动或是劳累时，心

肌供血就会受到影响，就会出现心绞痛。而药物是控制心绞痛最主要的手段，临床使用最多的药物就是硝酸酯类药物。药物治疗可以扩张冠状动脉，减少心肌的耗氧量，从而防治心绞痛。而且药物长期缓慢的扩张作用，可以使阻塞血管周围的血管变粗、增殖，逐渐形成侧支循环，改善心肌缺血状态。这就是坚持长期按疗程服药的结果。

冠状动脉粥样硬化的进程是不可逆的，患者服药的目的是控制动脉粥样硬化不再继续进展或破裂形成血栓。有些做了冠状动脉支架植入术的患者，更要长期服用抗血小板药，以防止发生支架内血栓，造成心肌梗死。

冠心病患者还要服用调脂药物，如果停服，血液中被抑制的血脂可能会迅速增高，导致硬化斑块加速生长，从而加重血管阻塞的情况，或是斑块破裂，形成血栓，造成更加危险的后果。

另外，有原发病的患者还要坚持服用治疗原发病的药物。如果停服治疗原发病（如高血压、糖尿病等）的药物，则会导致血压、血糖不稳定，加速冠状动脉粥样硬化，增加心血管危险事件的发生率。

冠心病患者长期用药时一定要注意不要擅自减量或是停药。如果对用药有疑问或是想更换用药，一定要咨询心内科医生，在医生的指导下用药。

Question

11.
得了冠心病可以喝酒吗

　　大量饮酒是心脑血管疾病患者的禁忌，大量饮酒导致的冠心病急性发作甚至猝死很常见。喝酒后由于心跳加快，心肌耗氧量增加，心脏负担增大，可加重已有冠状动脉粥样硬化造成的心肌缺血缺氧的情况，从而诱发心绞痛，甚至出现冠状动脉痉挛或血栓形成导致心肌梗死甚至猝死。而且长期大量饮酒会使心脏功能减弱，出现心力衰竭、心律失常等。

　　不过也有资料显示，适量饮酒可以使血液中的高密度脂蛋白胆固醇（"好"胆固醇）的含量增加，从而延缓冠状动脉粥样硬化的发生和发展。怎样才是"适量"的饮酒呢？一般男性白酒每天少于 1 两（约 50mL），葡萄酒每天少于 2 两（约100mL），啤酒每天少于半瓶（约 300mL）即可。女性则减半，孕妇不能饮酒，而且以上酒类最好每天只喝一种，不要混着喝。

需要注意的是，酒精有升高血压等副作用，因此应尽量减少饮酒量，不建议为了预防动脉粥样硬化而饮酒。血压过高者，合并有脑血管病、肝硬化的患者不可饮酒。

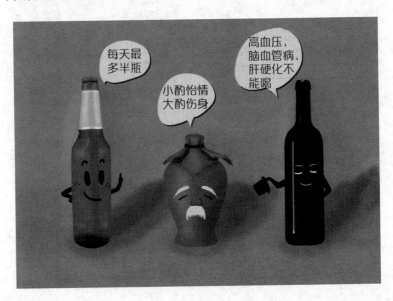

12.

冠心病的一级预防、
二级预防分别指什么 **?**

　　冠心病的一级预防指的是在无冠心病的人群
中进行病因预防，通过改变与冠心病危险因素
（如吸烟、肥胖等）有关的生活习惯，以及对与
冠心病有明确因果关系（如高血压、高脂血症、
糖尿病等）的疾病进行控制，来提高人群的健
康状态和自我保健意识，降低冠心病的发病率。

　　冠心病的二级预防指的是对已患有冠心病的
患者采取预防措施，目的是改善症状、防止病情
进展，改善预后、防止复发和病情恶化。二级预
防的主要措施是指 ABCDE 防治方案，包括两个
方面，一是继续控制危险因素，二是针对冠心病
进行早期诊断、早期治疗。

13.

什么是冠心病的 ABCDE 防治方案 **?**

所谓冠心病的 ABCDE 防治方案，是冠心病二级预防的主要措施，具体内容如下：

A 是指长期服用阿司匹林（Aspirin）和血管紧张素转化酶抑制剂（ACEI）。

B 是指应用 β 受体阻滞剂（β-blocker）、控制高血压（Blood pressure）、控制体重指数（BMI）。其中，控制高血压是指将血压控制在 140/90mmHg 以下，体重指数为体重（kg）除以身高（m）的平方得出的数值，其正常范围是 $18.5 \leqslant BMI < 23.9$。

C 是指降低胆固醇（Cholesterol）、戒烟（Cigarette）。胆固醇增高，尤其是低密度脂蛋白胆固醇（LDL-C）增高，是引起冠状动脉粥样硬化的罪魁祸首。LDL-C 的水平应降到 80mg/dL 以下，这样可以降低冠心病急性事件的发生率。

D 是指控制糖尿病（Diabetes）、控制饮食（Diet）。糖尿病为心血管事件的独立危险因素之一，是引起脂质紊乱的重要原因。在同等条件下，糖尿病患者的冠心病患病率远高于血糖正常者。饮食方面，应尽量避免食用过多的动物性脂肪和含胆固醇较高的食物，如肥肉、动物内脏、猪油等，应食用低胆固醇、低动物性脂肪食物，如鱼肉、鸡肉等，提倡饮食清淡，多食富含维生素 C 和植物蛋白的食物。

E 是指健康教育（Education）、适当运动（Exercise）、控制情绪（Emotion）。冠心病患者应学习有关冠心病的知识，如突发心绞痛时如何处理、急救通道如何使用等。在日常生活中，可在医生指导下，适当参加运动锻炼。在临床上，情绪激动、易怒会增加心血管事件的发生，因此控制情绪也十分重要。

14.

八段锦、太极拳
对冠心病康复有哪些作用

　　八段锦是我国民间流传的由八节动作组合而成的保健操，其术式简单，运动量适中，经常练习具有通血脉、调脏腑、强筋骨、利关节等功效。同时，它也能消除中枢神经系统疲劳，改善血液循环，促进消化系统功能，有助于改善冠心病患者的胸闷、憋气、心烦、失眠等症状，适合冠心病患者在日常生活中练习使用。

　　太极拳是我国传统的体育运动项目之一。太极拳动作轻柔均匀，姿势中正平稳，动静结合、刚柔并济，易学易练、易于推广。时常练习太极拳，可调节大脑皮质及自主神经功能，疏通经络，调节脏腑功能，调整气血运行等，适合冠心病的预防与调养。练习太极拳时，应掌握要领、保持精神平静、排除杂念，做到呼吸均匀、身体放松、全身协调、运行和缓。冠心病患者可根据病情和体质，灵活掌握运动量，体力尚佳的可每日打 1～2 套，用时 6～12 分钟，体质较差的可分节练习数次，也可挑选全套中的几个节段反复练习。

15.

针灸对冠心病康复有用吗 **?**

针灸对于冠心病的治疗与康复都是有用的。

研究表明，针灸足三里、丰隆、关元、三阴交、血海、气海、内关、心俞等穴位对于缓解冠心病心绞痛有明显疗效。另外，研究发现，常规治疗结合中医针灸治疗，能加快心绞痛的缓解时间，明显改善症状，提高患者生活质量。众多研究显示，针灸能保护心肌，延缓心肌重构，改善冠心病预后，对冠心病的治疗及症状的缓解起到重要作用。

16.

推拿对冠心病康复
有用吗 **?**

　　推拿合并物理治疗能够有效缓解心绞痛，明
显改善患者乏力、胸痛、胸闷等主观症状，改善
心肌缺血。可以采用以下推拿手法。

　　◎患者取俯卧位，沿督脉和膀胱经两条侧线
及华佗夹脊穴连线从背部到腰骶部施以轻柔的摩
法、掌根揉法，上下往返操作一次，然后用较重
刺激的滚法上下往返治疗一次。

　　◎弹拨两侧竖脊肌，施以膊运、肘运法于背
部和腰骶部。中指放于督脉上，食指和无名指分
别放于脊柱两侧夹脊穴连线上，从上至下施以揉
法，往返操作一次，以肌肉的痉挛明显减轻
为度。

◎于心俞、肝俞、脾俞、肺俞、肾俞等穴及胸背部明显的反应点做较深入、较重的按揉，往返操作一次，以局部出现酸胀重感为度。

◎自上而下用小鱼际直擦腰背部两侧膀胱经，以皮肤微红透热为度。

◎用虚掌从上至下拍击两侧膀胱经，往返一次，以皮肤微红为度。

Question

17.

冠心病合并心力衰竭
怎么康复 **?**

　　生活习惯方面：要在按时规律服用药物的基础上，保持病室安静，空气清新，维持适当的湿度和温度。一般患者可取平卧位，严重的心力衰竭者应取半卧位或端坐位，但要注意长期卧床易发生静脉血栓甚至肺栓塞，同时会发生消化功能降低、肌肉萎缩。

　　饮食方面：需要严格限制钠盐的摄入。一般轻度心力衰竭者，摄入钠盐应限制在每天5g以下，中度心力衰竭者应限制在每天2.5～3g，重度心力衰竭者应限制在每天1g以下。水肿不十分严重或利尿治疗效果好的患者，用盐无须严格控制。患者还应少食多餐避免过饱，在限盐的基础上，将水的摄入量控制在每天 1500 ～ 2000mL。

可结合冠心病康复中医处方的八大康复法进行。

Question

18.

冠心病合并糖尿病
怎么康复 **?**

生活习惯方面：①经常、定期监测血糖（包括空腹血糖及餐后 2 小时血糖），每 3 个月测一次糖化血红蛋白。②坚持每天服药，定时定量用药。③注意防备低血糖。

饮食方面：①控制总热量的摄入。②少量多餐。③高纤维饮食。④清淡饮食。

另外，糖尿病患者在日常生活中应尽量避免出现使血糖升高的因素，每天的生活、学习、吃饭、运动、休息、睡眠等要有规律，做到合理安排，定时定量。可结合冠心病康复中医处方的八大康复法进行。

19.

冠心病合并中风
怎么康复 **?**

生活习惯方面：患者应逐步适应环境温度，避免从较高温度的环境突然转移到较低温度的环境（特别是老年人），外出注意保暖。患者还要注意走路，防止跌跤。此外，起床、低头系鞋带时动作要缓慢，洗澡时间不宜过长。

饮食方面：重症患者在起病的 2～3 天如有呕吐、消化道出血应禁食，从静脉补充营养。3 天后开始鼻饲，为适应消化道吸收功能，开始的几天内以米汤、蔗糖为主，每次 200～250mL，每天 4～5 次。在已经耐受的情况下，给予混合奶，可用牛奶、米汤、蔗糖、鸡蛋、少量植物油调配。昏迷时间较长，又有并发症的患者应供给高热能、高脂肪的混合奶，保证每天能有蛋白质 90 ～ 110g，脂肪 100g，碳水化合物 300g，总热量 10.46kJ（2500kcal），总液体量 2500mL，每次 300 ～ 400mL，每天 6 ～ 7 次。鼻饲速度宜慢，以防反流到气管内。

一般患者热量可按 125.52 ～ 167.36kJ（30 ～ 40kcal）供给，体重超重者适当减少。动物蛋白质不低于每天 20g，包括含脂肪少而含蛋白质高的鱼类、家禽、瘦肉等，豆类每天不少于 30g。脂肪不超过总热量的 30%，胆固醇应低于每天 300mg。应尽量少吃含饱和脂肪酸高的肥肉、动物油脂，以及动物的内脏等。超重者脂肪应占总热量的 20% 以下，胆固醇限制在每天 200mg 以内。碳水化合物以谷类为主，不低于总热量的 55%，要粗细搭配、多样化。限制食盐的摄入，每天在 6g 以内，但使用脱水剂或利尿剂时可适当增加。为了保证获得足够的维生素，每天应进食新鲜蔬菜 400g 以上。进餐制度应定时定量，少量多餐，每天 4 餐，晚餐应清淡易消化。

体外反搏：体外反搏是一种无创的辅助循环方法，可减轻和消除心绞痛症状，改善机体重要脏器的缺氧缺血状态。体外反搏装置主要由包裹臀部、大腿、小腿的气囊和显示心电图等指标的心电显示器组成。在心脏的舒张期，可提高心脏的舒张压，使血液倒流，从而增加各脏器的灌注，特别是冠状动脉系统的血流灌注；在心脏的收缩期，可促使主动脉内收缩压下降，减少外周血管阻力，增加心排血量，增加脑血管的灌注。

20.
冠心病患者应该怎么 **？**
控制体重

冠心病患者控制体重的方法包括控制饮食与增加锻炼两方面。

控制饮食：冠心病患者日常生活中要注意饮食搭配，科学进餐，肥胖患者应减少总热量摄入，高血脂患者应以低脂饮食为主，少吃含胆固醇高的动物脂肪和内脏，以及鱼子、奶油等。应多食含维生素的食物，如新鲜蔬菜、水果，应增加植物蛋白摄入量，尤其是大豆蛋白。合并高血压或心力衰竭者应坚持低盐饮食。

增加锻炼：冠心病患者的锻炼应在医生的专业指导下进行，一般应避开早上6点到9点的发病高峰期，最好选择在下午或是晚上适当地进行体育锻炼。

21.

得了冠心病
为什么要控制情绪 **?**

　　多项研究表明，焦虑、抑郁等负面情绪可以促发或加重机体的炎症反应，进而引起患者的神经系统、内分泌系统、免疫系统发生紊乱，诱发冠状动脉发生痉挛，加重心肌缺血，导致心血管不良事件。焦虑、抑郁等负面情绪是心源性死亡的独立危险因素，焦虑、抑郁人群比普通人群死于心脏疾病的概率高出将近50%。因此，冠心病患者当控制好情绪。

Question

22.

冠心病患者如何在饮食上 进行自我调养

?

冠心病患者应忌食刺激性食物，忌食咸菜、腌肉等腌制食物和冷饮、冰激凌等生冷之物，少食高热量食物、滋补品，多食洋葱、木耳、大蒜、山楂等保护性食物，如大蒜能防止胆固醇吸收，山楂能降血脂、预防动脉硬化。以下饮食方案可供参考。

粥品：如薏苡仁玉米粥、木耳香菇粥、山楂小米粥、大蒜玉米粥等，可消积滞、化瘀热、清热解毒。

菜品：如香菇炒芹菜、蒸木耳、洋葱炒芹菜、海带炒芹菜等，有利于祛除体内湿气，滋肝益肾。

饮品：可用决明子 9g、何首乌 9g、生山楂 9g、绞股蓝 9g、荷叶 5g、泽泻 9g、丹参 9g，同煎煮数分钟，取汁代茶饮。也可以饮用银耳汤、菊花茶、绿茶、绿豆汤等具有降脂效果的饮品。

23.

冠心病患者睡眠时
应该注意什么

?

　　冠心病患者由于疾病及个人心理等多方面因素的影响，容易发生失眠等不良状况。睡眠质量不佳可诱发心绞痛，延长患者的治疗时间。冠心病患者睡眠时应注意以下几点。

　　环境：温度应保持在 24℃ 左右，湿度应保持在 50% ～ 60%；注意保持室内空气的清新，定时开门开窗，保持空气的流通；避免噪音。

　　习惯：可在每次睡前通过散步、听音乐、喝牛奶等方式，调整身体状态；定时入睡和起床，形成固定的睡眠生物钟。

　　药物：存在严重睡眠障碍者，可在医生指导下服用帮助睡眠的药物。

24.
遇到天气变化时，
冠心病患者要注意什么 **?**

　　高温热浪、低温寒潮等极端天气往往给人带来严重的生命威胁。同时，冠心病第一危险因素是高血压，研究表明，高血压及冠心病急诊就诊人数具有较强的季节效应，冬季发病人数明显较多。因此，在冬季天气变化时，冠心病患者应特别注意御寒保暖，同时要加强身体锻炼，避免温差过大对机体的刺激。在冬季，老年人不宜过早进行晨练，要注意保暖，因为低温引起的血管痉挛及血管收缩可使冠状动脉血流减少，引起心肌缺血，加重疾病。

25.

喝什么茶对冠心病患者 比较好 **?**

山楂荷叶茶：山楂能活血化瘀，荷叶能扩张血管。此茶对高脂血症、动脉硬化和冠心病患者非常有益。每天取山楂 30g、荷叶 12g，加水 500mL，文火煎煮 15 ～ 20 分钟后，去渣取汁代茶饮。

菊花乌龙茶：菊花能扩张冠状动脉，茶叶能增强血管的韧性和弹性。此茶对防治高脂血症及动脉硬化有较好效果。每天取杭菊花 10g、乌龙茶（或龙井茶）3g，开水冲泡饮之。

莲心茶：莲子心能降血压，经常饮服莲心茶对高血压患者大有裨益。每次取莲子心 6g，沸水冲泡饮之，早、晚各一次。

柿叶茶：柿叶富含维生素 C、芦丁和胆碱，对高血压、冠心病及心肌缺血患者有良好的保健和防治作用。取新鲜嫩柿叶 30g（或干柿叶 15g），开水冲泡片刻，加少量白糖饮之。

田七丹参茶：两药均能活血化瘀，对心绞痛等症有良好的防治作用。每次将冲剂 1 包用开水冲泡饮服，每天 3 次。

决明子茶：决明子能抑制血清胆固醇的升高和主动脉粥样斑块的形成，并有降血压作用。高脂血症、高血压患者可以服用。取决明子 15g，炒至稍鼓起微有香气，放凉，打碎或研成粗末，用开水冲泡代茶饮。

葛根茶：葛根能改善脑部血液循环，对因高血压引起的头痛、眩晕、耳鸣及腰酸症状有缓解作用。将葛根洗净切薄片，每天 30g，煎水代茶饮。

丹参茶：丹参能扩张冠状动脉，改善血液循环。此茶适用于冠心病的预防和治疗。将丹参研成粗末，加茶叶用沸水冲泡 10 分钟后饮用，每天 1 剂。

首乌茶：何首乌能降血脂，减少血栓形成。老年人凡疑有冠心病和血脂增高者，常饮此茶有效果。取制何首乌 20～30g，加水煎煮 30 分钟，温饮，每天 1 剂。

枸杞茶：有降血压、降胆固醇和防止动脉硬化的作用。高血压、冠心病出现的头晕、健忘、心悸、气短、失眠、视力减退、耳鸣者，可常饮此茶。取枸杞子每天 20～30g，沸水冲泡饮之。

槐花茶：用于防治高血压、脑出血。每天早、晚各用槐花 6g，开水浸泡后饮之。

桑寄生茶：桑寄生为补肾补血要剂。用桑寄生煎汤代茶饮，为降血压的辅助疗法。取桑寄生干品 15g，煎煮 5～15 分钟后饮服，每天早、晚各 1 次。

26.

冠心病患者
能吃膏方调治吗 **?**

　　膏方具有保健、强身健体、整体调理、预防
疾病的作用，为中医特色疗法之一。膏方不唯
补，民国名医秦伯未在《膏方大全》中指出：
"膏方非单纯补剂，乃包含救偏却病之义。"膏
方可用于调治冠心病，通过辨证论治，权衡虚
实，调补与祛邪兼施，化瘀而不伤正，补虚而不
留邪，可取得良好的临床疗效。冠心病的病因多
为脏腑虚损，功能失调，而致气虚血瘀，属本虚
标实证，临床应用膏方治疗冠心病不只在于补
益，更重要的是纠正失调的功能，以救偏去疾，
重建阴平阳秘的状态。患者应当在医生的指导下
选服膏方，因人制宜。

27.

哪些药膳
对冠心病患者有益

　　豆浆粥：豆浆 500g，粳米 50g，白糖适量。
将豆浆与粳米同入锅内，煮至粥稠，以表面有粥
油为度，加入白糖或食盐调味即可。用于冠心病
及一切体虚者。

　　玉竹猪心：玉竹 50g，猪心 50g，生姜、葱、
花椒、食盐、白糖、味精、香油各适量。将玉竹
洗净，切成节，用水稍润，煎熬 2 次，收取药液
100g；将猪心破开，洗净血水，与药液、生姜、
葱、花椒同置锅内，煮到猪心六成熟时，捞出晾
一下，再将猪心放在卤汁锅内，用文火煮熟捞
起，揩净浮沫；在锅内加卤汁适量，放入食盐、
白糖、味精和香油，加热成浓汁，将其均匀地涂

在猪心里外即成。每天 2 次，佐餐食。可安神宁心、养阴生津，适用于冠心病、心律不齐，以及热病伤阴所致的咳、烦渴。

蜜饯山楂：山楂 50g，蜂蜜 250g。将山楂洗净，去果柄、果核，放在锅内，加水适量，煎煮至七成熟，水将耗干时加入蜂蜜，再以小火煮熟透，收汁即可。待冷，放入瓶罐中贮存备用。每天 3 次，每次 15～30g。可开胃消食、活血化瘀，适用于冠心病及食肉太多而消化不良和腹泻者。

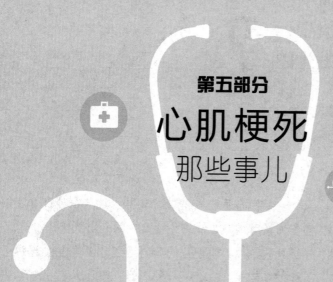

第五部分

心肌梗死

那些事儿

1.

急性心肌梗死
是怎么发生的❓

急性心肌梗死是冠状动脉急性狭窄或闭塞、供血持续性减少或终止所产生的心肌严重缺血和坏死。急性心肌梗死的产生是在冠状动脉粥样硬化的基础上，由于某一种原因，如血压升高或者冠状动脉痉挛等，诱发了易损斑块的破裂和血栓形成，导致冠状动脉严重狭窄或完全闭塞，从而发生急性心肌梗死。

发生急性心肌梗死时，多有剧烈而持久的胸骨后疼痛，休息及服用硝酸酯类药物不能完全缓解，伴有血清心肌酶活性增高及进行性心电图变化，可并发心律失常、休克或心力衰竭，甚至危及生命。

Question

2.
急性心肌梗死的
病因、诱因有哪些 **?**

　　冠状动脉粥样硬化是急性心肌梗死的病理基础，其发病机制尚不清楚。与冠状动脉粥样硬化相关的危险因素都是急性心肌梗死常见的病因，如血脂异常、高血压、糖代谢异常、高尿酸血症、高同型半胱氨酸血症。

　　另外，吸烟、肥胖、年龄与性别因素、遗传因素、体力活动减少、职业因素等都是冠状动脉粥样硬化的危险因素。

　　任何诱发冠状动脉粥样硬化斑块破裂的原因都可以成为急性心肌梗死的诱因，常见的有劳累过度、饮食不规律、长期饮酒和吸烟、便秘、情绪激动、剧烈运动与寒冷刺激等，这些诱因均可引起心率增快，血压升高，心肌耗氧量增加，冠状动脉痉挛，从而诱发斑块破裂，导致急性心肌梗死的发生。亦存在一些较少见的诱因，如失血、低血压、各种原因引起的发热、低氧血症、低血糖、吸毒等。

3.

心肌梗死如何分类

心肌梗死常分为以下 5 型。

1 型心肌梗死：是冠状动脉急性斑块破损（破裂或侵蚀）致血栓形成导致的心肌梗死，强调了斑块与血栓的因果关系。

2 型心肌梗死：是因冠状动脉痉挛或微血管功能紊乱，在冠状动脉固定狭窄基础上的心肌氧供需失衡、非粥样硬化性冠状动脉夹层和／或壁内血肿、单纯的心肌氧供需失衡所致的心肌损伤，与急性冠状动脉粥样硬化血栓形成无关。

3 型心肌梗死：为猝死性心肌梗死，患者有心肌缺血症状，并有缺血性超声心动图改变或室颤，但死前没有查心肌损伤标志物或采血时心肌损伤标志物未达到升高的时间窗，或尸检证实为心肌梗死。

4 型心肌梗死：是与支架相关的心肌梗死，又分为 3 型。4a 型为与经皮冠脉介入术（PCI）过程相关的心肌梗死，4b 型为与支架内血栓相关的心肌梗死。

5 型心肌梗死：是冠状动脉搭桥术（CABG）相关的心肌梗死。

除了以上 5 种常见的心肌梗死类型外，还有反复心肌梗死（首次心肌梗死 28 天后再发的心肌梗死）、再心肌梗死（首次心肌梗死 28 天内再发的心肌梗死）、与非血管重建的心脏手术相关的心肌梗死、与非心脏手术相关的心肌梗死等。

4.
急性心肌梗死的
诊断标准是什么 **?**

急性心肌梗死临床诊断主要根据以下 3 点。

◎ 出现剧烈而持久的胸骨后疼痛，休息及硝酸酯类药物不能完全缓解。

◎ 心肌损伤标志物进行性升高（主要是肌钙蛋白 I 或肌钙蛋白 T，即 cTnI 或 cTnT）。

◎ 心电图进行性变化。

以上 3 点，符合 2 点即可临床诊断。诊断的"金标准"是冠状动脉造影检查。

急性心肌梗死是在冠状动脉粥样硬化的基础上，突发斑块破裂、血小板聚集、激活凝血系统，诱发血栓形成，致冠状动脉管腔急性完全性闭塞。值得注意的是，如果冠状动脉粥样硬化是慢性进展的，则尽管发生了严重狭窄，甚至完全闭塞，也不一定会形成急性心肌梗死，因为会有侧支循环建立。

急性心肌梗死临床诊断

出现剧烈而持久的胸骨后疼痛，休息及硝酸酯类药物不能完全缓解。

心肌损伤标志物进行性升高（主要是肌钙蛋白 I 或肌钙蛋白 T，即 cTnI 或 cTnT）。

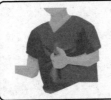

肌钙蛋白
cTnI ↑   cTnT ↑

心电图进行性变化。

5.

急性 ST 段抬高心肌梗死和急性非 ST 段抬高心肌梗死的诊断标准是什么

急性心肌梗死包括急性 ST 段抬高心肌梗死和急性非 ST 段抬高心肌梗死。

（1）急性 ST 段抬高心肌梗死

急性 ST 段抬高心肌梗死是冠状动脉急性斑块破裂，完全闭塞，血供完全中断，导致心肌透壁性坏死，主要表现是 ST 段抬高，也叫 Q 波心肌梗死。其主要的诊断标准如下。

◎症状：表现为剧烈而持久的胸骨后疼痛，休息及硝酸酯类药物不能完全缓解，时间超过 10 分钟，可放射至左上臂、下颌、颈部、背部。

◎血清心肌酶及肌钙蛋白：血清心肌酶进行

性升高（主要是肌酸激酶同工酶，即 CKMB），CKMB 在起病 4 小时内升高，16 ～ 24 小时达高峰，3 ～ 4 天恢复正常；肌钙蛋白一般在起病后 2 ～ 4 小时开始升高，10 ～ 24 小时达到高峰，可持续 7 ～ 14 天。

◎心电图：呈 ST 段抬高进行性变化。两个及以上相邻导联 ST 段呈弓背向上抬高，并且呈进行性变化。

（2） 急性非 ST 段抬高心肌梗死

急性非 ST 段抬高心肌梗死是冠状动脉急性斑块破裂，但未完全闭塞，冠状动脉血供没有完全中断，导致心肌非透壁性坏死，主要表现是无 ST 段抬高，也叫无 Q 波心肌梗死。其主要的诊断标准如下。

◎症状：与急性 ST 段抬高心肌梗死相同。

◎血清心肌酶及肌钙蛋白：与急性 ST 段抬高心肌梗死相同。

◎心电图：呈 ST 段压低至不压低的进行性变化。两个以上相邻导联 ST 段压低，呈进行性变化。

急性 ST 段抬高心肌梗死与急性非 ST 段抬高心肌梗死的主要区别是：前者冠状动脉完全闭塞，后者未完全闭塞；前者心电图 ST 段抬高，后者心电图 ST 段不抬高。两者的鉴别对于临床处理尤为重要，是决定是否进一步溶栓的前提，其中急性非 ST 段抬高心肌梗死不能溶栓。

6.

急性心肌梗死需要
与哪些疾病相鉴别？

　　急性心肌梗死应与主动脉夹层、急性心包炎、急性肺动脉栓塞、气胸和消化道疾病（如消化性溃疡、急性胆囊炎）等引起的胸痛相鉴别。

　　向背部放射的严重撕裂样疼痛伴有呼吸困难或晕厥，但无典型的 ST 段抬高心肌梗死（STEMI）心电图变化者，应警惕主动脉夹层。急性心包炎表现为发热、胸膜刺激性疼痛，向肩部放射，前倾坐位时减轻，部分患者可闻及心包摩擦音，心电图表现为 PR 段压低、ST 段呈弓背向下型抬高，无镜像改变。急性肺动脉栓塞常表现为呼吸困难、血压降低及低氧血症。气胸可以表现为急性呼吸困难、胸痛和患侧呼吸音减弱。消化性溃疡可有胸部或上腹部疼痛，有时向后背放射，可伴晕厥、呕血或黑便。急性胆囊炎可有类似 STEMI 症状，但有右上腹触痛。上述疾病均不出现急性心肌梗死的心电图特点和演变过程。

7.

哪些人容易发生 急性心肌梗死 **?**

　　冠状动脉粥样硬化是急性心肌梗死发生的病理基础，几乎所有的急性心肌梗死都存在冠状动脉粥样硬化，因此，冠状动脉粥样硬化患者更容易发生急性心肌梗死。预防急性心肌梗死最好的方法就是预防冠状动脉粥样硬化。冠状动脉粥样硬化的危险人群包括高脂血症患者、高血压患者、糖尿病患者、高尿酸血症患者、高同型半胱氨酸血症患者、吸烟者、肥胖者、绝经后女性、有冠状动脉粥样硬化家族史者、体力活动少者等。这些人群发生急性心肌梗死的危险性相对较高，因此，定期体检、早期发现急性心肌梗死的相关危险因素并及时治疗尤为重要。

8.

发生急性心肌梗死前
有哪些先兆

发生急性心肌梗死之前多有一些前驱症状，常见的急性心肌梗死先兆如下。

◎已确诊的心绞痛发作程度加重、发作频率增加、发作持续时间延长，或服用硝酸甘油的效果变差。

◎近期出现胸部及胃脘部不适感，与活动及情绪激动明显相关，在活动或者情绪激动后加重，休息可缓解。

◎手臂或肩背放射性疼痛。韩国一项调查显示，32.9%的心肌梗死患者发病前有手臂或肩膀疼痛，而胸痛不适者占79.1%。

◎头面疼痛。头面疼痛是急性心肌梗死非典

型前驱症状之一，约4%的心肌梗死患者发病前仅有头面疼痛。

◎疲劳。疲劳是女性常见的急性心肌梗死前驱症状之一，但是疲劳的症状缺乏特异性，很多情况都可以出现疲劳，如果疲劳在活动后加重，休息后仍不能缓解，则应提高警惕。

◎不明原因的出汗不止。出汗不止表明患者体循环功能不全、交感神经功能亢进，是心肌梗死并发心源性休克、心脏停搏、肺水肿及脑梗死的先兆之一。

另外，呼吸急促、头晕和晕厥等亦是急性心肌梗死非典型症状之一。有研究显示，53%的女性在发生急性心肌梗死前会出现呼吸急促。晕厥发作多是发生急性心肌梗死后血压突然降低、出现一过性恶性心律失常的结果。性别方面，在急性心肌梗死发生之前，女性比男性更容易出现前驱症状。

简单地说，有活动后症状加重的情况，就要引起重视，及时就诊。

Question

9.

什么季节容易发生
急性心肌梗死 **?**

　　多数的研究表明，冬季是急性心肌梗死的高发季节，天气寒冷会增加急性心肌梗死的风险。加拿大的一项研究显示，气温每下降 10℃，ST段抬高心肌梗死的风险就会增加 7%。

　　冬季急性心肌梗死发病率较高的主要原因是：①天气寒冷时，外周血管阻力增加，血压升高，血液黏度增加，易导致血栓形成，诱发急性心肌梗死。②冬季容易发生呼吸道感染，呼吸道感染可导致机体发生生化、细胞及凝血系统多方面改变，容易触发斑块破裂和血栓栓塞。③冬季容易出现体温骤降、突然的冷暖交替的情况，这种情况可引起肾上腺素、去甲肾上腺素分泌增加，甚至达到正常状态下分泌量的 100 倍，从而诱发急性心肌梗死。④体温骤降可引起交感神经兴奋，使心率增快、血压增高，引起心肌耗氧增加，心脏负荷加重，低温刺激又容易引起血管痉挛，导致血小板聚集、血栓形成，最终导致冠状动脉闭塞，引起急性心肌梗死。

另有少数研究表明，急性心肌梗死也可多发于夏秋季，如一项纳入 914 例急性心肌梗死患者的研究显示：2011—2013 年，某医院急性心肌梗死入院患者中，夏秋季最多，冬季次之，春季最少。

总的来说，急性心肌梗死的发病季节以冬季为主，四季皆可发生。因此，有急性心肌梗死发病危险的人群，特别是老年人，应多关注天气变化，尤其是在冬季，应注意防寒保暖。

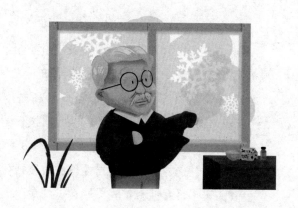

10.
年轻人的急性心肌梗死
有哪些特点

?

　　研究显示，急性心肌梗死有年轻化的趋势。年轻人的急性心肌梗死发病特点如下。

　　◎基础疾病方面，年轻人因高血压、糖尿病、高脂血症等原因发生急性心肌梗死的较老年人少。

　　◎性别方面，年轻男性急性心肌梗死的发病率高于年轻女性。年轻男性常见的危险因素包括吸烟、肥胖、高血压、血脂异常、饮食肥腻、缺乏运动。年轻女性常见的危险因素包括高血压、糖尿病、缺乏运动。男性急性心肌梗死患者年龄呈现年轻化特征，可能与当前男性所承受的巨大压力有一定关系，或者与男性暴饮暴食、过度吸烟、酗酒、熬夜等不良生活习惯有一定关系。

◎遗传疾病方面，年轻患者早发心血管疾病家族史是老年患者的2.75倍。

◎症状方面，年轻患者多无前驱症状，多无心绞痛病史。年轻患者的病变基础以不稳定斑块较常见，这种不稳定斑块进展迅速、易破裂，破裂后可引起冠状动脉血栓形成，最终导致急性心肌梗死的发生。

◎冠状动脉病变方面，年轻患者以单支病变多见，最常累及左前降支，梗死部位以前壁为主。并且年轻人发生急性心肌梗死多是因为冠状动脉痉挛或血栓形成，冠状动脉粥样硬化的程度较低。

◎预后方面，年轻患者多起病急骤，病情进展快，病情凶险，有猝死的风险。但是，年轻患者并发心力衰竭、三度房室传导阻滞的风险及病死率较老年患者低，预后相对较好。

11.

老年人的急性心肌梗死
有哪些特点

年龄越大，急性心肌梗死的发病率就越高。老年人的急性心肌梗死发病特点如下。

◎基础疾病方面，与年轻患者相比，老年患者合并高血压、糖尿病、缺乏运动的比例较高，但合并肥胖、吸烟、血脂异常、早发冠心病家族史的比例较低。

◎性别方面，老年女性急性心肌梗死的发病率高于老年男性，这与绝经后女性失去了雌激素对血管的保护作用有关。

◎症状方面，老年患者典型胸痛症状发生率随年龄的增长而降低，仅一半的患者有典型的胸痛症状，而以呼吸困难、胸闷不适、疲乏无力等心功能不全为首发症状者增多，这可能与老年患者认知功能下降、对疼痛的反应灵敏度降低有关，同时，老年患者的冠状动脉狭窄往往是慢性病程，随着时间的推移，冠状动脉侧支循环形成，增加了老年患者对心肌缺血的耐受性，所以胸痛症状不典型。

◎冠状动脉病变方面，老年患者冠状动脉病变较复杂，心肌梗死面积较大、病灶较多，这与老年患者高血压、糖尿病的发生率较高有关。

◎预后方面，老年人发生急性心肌梗死的病情较重，较年轻人更易发生急性心功能不全，甚至死亡，预后不佳。急性心肌梗死的早期诊断、早期治疗可以改善患者的预后，但是老年患者症状多不典型，因此，老年人出现胸闷、气促等症状应及时就诊，以免延误病情，错过最佳的治疗时机。

12.
治疗急性心肌梗死
一定要植入支架吗 **?**

　　我国著名心血管专家胡大一教授指出，快速地在心肌梗死患者出现急性血栓之前植入支架、开通血管，是当前挽救心肌、挽救生命的最佳治疗措施，治疗效果超过溶栓。

　　由于 ST 段抬高心肌梗死（STEMI）患者心肌梗死的面积与心肌缺血的时间紧密相关，因此救治 STEMI 患者的核心理念是尽可能缩短心肌缺血时间，并在此前提下，力争尽早开通梗死灶相关血管，恢复有效、持久的心肌再灌注，以挽救存活心肌，缩小心肌梗死面积，减少并发症。

　　已有充分的循证医学证据和临床实践表明 STEMI 发病 3 小时内的溶栓效果与经皮冠脉介入

术（PCI）治疗效果相似，故如不能于 120 分钟内完成 PCI，就应在 30 分钟内进行溶栓治疗。溶栓后 3～24 小时内应尽可能地转运患者至有条件的医院行冠状动脉造影或支架植入术。因溶栓存在着明确的适应证和禁忌证，故只适合在无条件开展 PCI 治疗的医院使用。

经皮冠脉介入术（PCI）：指采用经皮穿刺技术送入球囊导管或其他相关器械，解除冠状动脉狭窄或梗阻、重建冠状动脉血流的技术。包括经皮腔内冠状动脉成形术、经皮冠状动脉腔内旋切术、经皮冠状动脉腔内旋磨术、冠状动脉内支架植入术等。

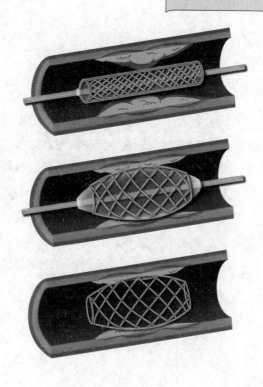

13.

如何自我判断是否发生了
急性心肌梗死

?

急性心肌梗死发作前 1～2 周或更长的时间内往往有一些前驱症状，比如心绞痛发作次数增加、程度加重，或疼痛持续时间延长，容易在较轻的活动后甚至休息时发作，患者既往可无心绞痛情况，或者原有心绞痛频繁发作且加重。此时的心绞痛发作有明显的特点：疼痛部位多在心前区，疼痛往往剧烈，伴有大汗淋漓，持续超过 1 小时，甚至 1～2 天不缓解，无明显诱因，舌下含服硝酸甘油无效。

14.

急性心肌梗死发生时，
第一时间该如何自救

（1） 及时求救

　　及时求救是最重要的，因为真正的急性心肌梗死不是家庭中那些常备药物可以缓解的，一般患者自己或其家属根本没有能力处理，去医院才是最快的解决办法。因此，应该第一时间拨打"120"急救电话，并把门打开，以免急救人员到达时被关在门外。联系完急救人员后再立即通知关键亲属。

（2） 原地休息

　　急性心肌梗死发生时，身体的任何活动都会

增加心肌耗氧量，导致心肌坏死加速，甚至诱发恶性心律失常导致猝死。因此，在急性心肌梗死发作时，应立即原地休息，不要强迫活动。如果家里有亲属，可安排亲属拨打急救电话呼救，自己则尽量卧床。

（3）其他处理

如果有吸氧条件，应尽量吸氧。速效救心丸对普通心绞痛有一定作用，但对心肌梗死效果不佳，当然，在心肌梗死刚开始发作时，也可以含服 1 ～ 2 次。硝酸甘油也可舌下含服，但要慎重，因为它有可能造成低血压，而有些心肌梗死（如下壁心肌梗死）会出现低血压，服用硝酸甘油后病情可能会加重，最好在明确血压后再使用。

Question

15.
急性心肌梗死
有哪些并发症 **?**

急性心肌梗死并发症的出现取决于多种因素，如心肌梗死部位、心肌梗死范围的大小、手术治疗的时间等。急性心肌梗死常见的并发症如下。

◎乳头肌功能失调或断裂，心尖区出现收缩中晚期喀喇音和吹风样收缩期杂音，第一心音可不减弱，多发生在二尖瓣后乳头肌，见于下壁心肌梗死。

◎心脏破裂，常在起病 1 周内出现，多为心室游离壁破裂，造成心包积血引起急性心脏压塞而猝死。

◎室间隔穿孔，在胸骨左缘 3 ～ 4 肋间出现响亮的收缩期杂音，常伴有震颤，但有的为亚急性。

◎栓塞，见于起病后 1 ～ 2 周，可表现为脑、肾、脾、四肢等处的动脉栓塞。

◎心室壁瘤，多见于左心室。表现为左侧心界扩大，心脏搏动广泛、搏动减弱或反常搏动，ST 段持续升高，X 线和超声检查可见左心室局部心缘突出。

◎心肌梗死后综合征，发生率约 10%。于急性心肌梗死后数周至数月内出现，可反复发生，表现为心包炎、胸膜炎或肺炎，有发热、胸痛等症状。可能为机体对坏死物质过敏的表现。

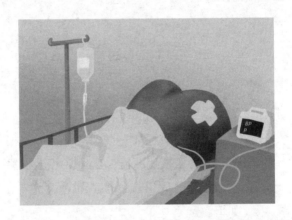

Question

16.

发生急性心肌梗死后
为什么放了支架还要长期吃药 **?**

主要原因有以下两个。

第一，植入支架只能解决心脏血管的局部问题。人体全身的血管是一个大系统，斑块的形成不会只在一处，溶栓或放支架只能开通局部血管，其他地方的血管可能又会出现狭窄或斑块阻塞的情况，或再次引发心肌梗死。这就需要患者长期坚持服用防治斑块增生的药物，比如降脂抗斑块药物（他汀类药物）、抗血小板药物（阿司匹林、氯吡格雷）等，同时还要对基础疾病进行积极干预，如严格控制高血压、糖尿病、肥胖等，因此，患者术后的一段时间内往往服用药物更多、更严格。

第二，放支架不能疏通心肌里的微血管。在心血管的大血管和心肌细胞之间，还存在着许许多多微小的毛细血管，它们将血液运送到心肌组织。在心肌梗死发作时，许多微血管都会因缺血、缺氧而受损；而且在溶栓、放支架疏通大血管后，骤然恢复的血流会更猛烈地冲击这些微血管，这就会造成再灌注损伤，从而对微血管的结构造成破坏，出现心肌冬眠或心肌顿抑的现象，容易对患者术后的心功能改善造成影响。因此，急性心肌梗死患者不能只注意疏通大血管，还需要注意进一步用药通畅微血管。

17.

何谓急性心肌梗死的
院前急救 **?**

　　大多数急性心肌梗死患者的死亡发生于发病
后的 1～2 小时，其主要死因为严重心律失常。
院前急救对减少病死率、挽救缺血的心肌、限制
和缩小梗死范围、减少并发症等均有十分重要的
意义。主要的院前急救措施如下。

　　◎让患者安静休息，平卧，不要随意搬动，
并保持情绪稳定，避免激动和烦躁。患者血压不
低的话可以立即舌下含服硝酸甘油 1～2 片。

　　◎密切注意心率、心律、血压的变化，可摸
脉搏，注意脉搏的快慢与规律，如有条件应监测
血压，并应注意患者面色、四肢温度及有何
不适。

◎若没有家人在场，患者一旦发病应尽量坐到或躺到离电话近的地方，不要活动，拨打"120"急救电话，或立即通知家人。

◎家中备有小氧气瓶或氧气袋的患者可以吸氧。

◎如果患者面色苍白、大汗淋漓、脉搏细弱、血压下降，可掐患者人中、合谷等穴位。

◎严禁患者大便时用力屏气，如果发病时患者想解大便，绝对不能用力屏气，否则有突发心跳停止的危险。

◎若患者意识不清、呼吸微弱或停止，脉搏摸不到，需立即进行胸外心脏按压和口对口人工呼吸，一直坚持到医生到场。

18.

为什么急性心肌梗死患者 要住冠心病监护病房 **?**

冠心病监护病房（CCU）就是心内科的重症监护室，一般在三甲医院都有单独的CCU。和普通病房不同，CCU配备有床旁监护仪、中央监护仪、除颤器、各种急救药品等。每一个患者都有专门的护士照顾，它比通常所说的重症医学科更加专业，里面的医生都是心内科大夫，患者主要是心肌梗死患者或者做完支架手术的患者。

急性心肌梗死是急危重症，常伴有心律失常、心力衰竭等并发症，且病情可能瞬息万变。急性心肌梗死患者在CCU可以得到严密监护，一旦发生危急情况，可以立即被识别并抢救，从而降低病死率。

19.

为什么发生急性心肌梗死的
患者要卧床休息和吸氧 ?

急性心肌梗死无论有无行支架植入术治疗，急性期都应当严格卧床休息，有并发症者应适当延长卧床休息时间，疼痛不剧烈的患者更应该强调卧床休息的重要性。因为身体的任何活动都会增加心肌耗氧量，加重病情。病程第 1～3 天，应绝对卧床休息，一切日常生活如进食、洗漱、擦身、排便、翻身等均由护理人员帮助完成，并避免情绪波动；病程第 4～6 天，卧床休息，可在床上做一些四肢的被动和主动运动，可以做深呼吸运动；病程第二周，可以开始在床边缓慢走动，可以在床边完成洗漱等个人卫生活动，根据病情和活动后的反应，逐渐增加活动量和活动时间。

给急性心肌梗死患者吸氧是治疗和护理的最基本措施之一，通过吸氧可以提高动脉血氧分压，纠正低氧血症，确保组织氧供应，缓解组织缺氧，改善心肌氧合，提高向梗死病灶周围的缺血心肌供氧的能力，从而缩小梗死范围，减少心肌缺氧性损伤。

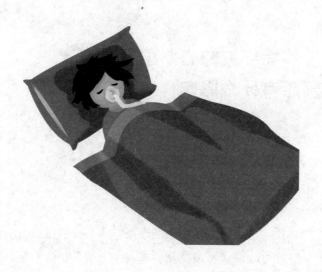

20.

心脏不同部位的心肌梗死
对预后有什么影响

　　急性心肌梗死在临床上可依据心电图相应导联典型改变及动态演变，结合相应的心脏解剖结构，分为左心室前间壁、前壁、广泛前壁、高侧壁、下壁、后壁心肌梗死和右心室心肌梗死。梗死部位及范围的不同可导致不同的临床后果。其中前壁尤其是广泛前壁心肌梗死时更容易出现低血压、心源性休克、心力衰竭、室性心律失常、心脏破裂、室间隔穿孔、心室壁瘤等；下壁、后壁心肌梗死多同时出现，易合并缓慢性心律失常如房室传导阻滞等；右心室心肌梗死早期可出现血压降低，此时需要积极补充血容量，而不能应用硝酸酯类药物（如硝酸甘油）和利尿剂。研

196

究显示，和下壁心肌梗死患者相比，前壁心肌梗死患者在出院后 12 个月内的心源性病死率、非致死性心肌梗死再入院率显著增加，这可能是因为前壁心肌梗死对左心室功能损伤更大。左心室梗死面积越大，并发症越多，预后也越差。

21.

急性心肌梗死
绿色救治通道是指什么 ?

　　急性心肌梗死绿色救治通道是指医院接诊急性心肌梗死患者后，可以在 90 分钟内完成检查、诊断、急诊处理、静脉溶栓或急诊经皮冠脉介入术（PCI）的途径和渠道，绿色救治通道可以使急性心肌梗死患者得到最及时的治疗。

　　"时间就是心肌，时间就是生命。"为了赢得救治时间，降低急性心肌梗死死亡率，目前国内各大医院甚至基层医院都建立了胸痛中心，也就是急性心肌梗死的绿色救治通道。急性心肌梗死的绿色救治通道都是以急救部为平台，依托心内科、放射科等多学科技术优势，24 小时全天候应诊，患者到达后直接在急诊抢救间展开抢救，不必办理交费、住院、转科等各种手续，接诊医生必须在10～20分钟内完成病史采集和临床检查、诊断，30分钟内展开再灌注治疗，在最短时间内使心脏得到最有效的灌注，以减少心肌梗死的面积。绿色救治通道大大缩短了急性心肌梗死患者从发病到接受治疗的时间，使患者死亡率明显降低。国内报道显示，急性心肌梗死患者急性期住院病死率一般为30%，通过绿色救治通道及时采用溶栓治疗后可降至8%左右，90分钟内实行介入治疗后可进一步降至4%左右。

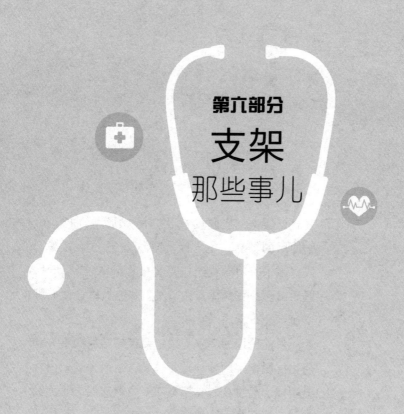

第六部分

支架
那些事儿

1.

什么是支架 ❓

　　支架是经皮腔内冠状动脉成形术（PTCA）中使用的器材，由导线和导线前端的微囊等构成，手术时用导线经血管将微囊导入冠状动脉，然后微囊扩张，撑开狭窄或阻塞的血管，使心脏供血恢复正常。

　　目前使用的心脏支架主要包括金属裸支架和药物洗脱支架两种。顾名思义，金属裸支架由合金制成。药物洗脱支架是在金属裸支架的表面涂布了一层药物，能够有效防止支架内组织增生造成的再狭窄。

2.

冠心病患者在什么情况下
要植入支架

　　稳定型心绞痛患者：病变直径狭窄 ＞90%
时，可直接植入支架；当病变直径狭窄 ＜90%
时，建议仅对有相应缺血证据或血流储备分数
（FFR）≤0.8 的病变部位进行支架植入。

　　急性心肌梗死患者：需行急诊经皮冠脉介入
术（PCI）时植入。

　　在有必要植入支架的患者中，植入支架比不
植入支架更安全，出院情况因人而异。对于稳定
型心绞痛患者，在排除并发症的情况下，可于术
后第二或第三天出院。对于急性心肌梗死患者，
行急诊 PCI 后，应当住院观察 5 ～ 7 天，防止发
生心肌梗死并发症。

3.

冠心病患者植入支架后还要吃药吗 **?**

冠心病的治疗是需要终身服药的，植入支架的冠心病患者也要遵守，不能擅自停药。长期服药的原因并不是因为植入支架，而是因为冠状动脉粥样硬化的存在。当然，支架植入后，支架本身在一段时间内（大约半年）会加重对局部血管壁的刺激，因此同样需要服用药物治疗。服用的药物主要是抗血小板聚集药物和他汀类药物，两者共同作用就是为了防止血管内斑块形成，减缓冠状动脉粥样硬化、狭窄的进展，稳定已经形成的斑块，并预防支架内再狭窄。

4.

冠心病患者进行药物治疗与
支架治疗的关系是怎样的 **?**

　　必须明确一点，确诊冠心病的患者，无论手术与否，药物治疗都是基石。在无禁忌证的前提下，患者应坚持终身服药。而是否应该进行支架治疗，甚至外科搭桥等，应该在医生进行综合评估后拟订方案。

　　一般而言，支架治疗是手术治疗的方法之一，它是一种扩张血管腔、支撑阻塞血管以使血液顺畅流动的方法。其治疗基础是血管阻塞，而血管阻塞是由动脉粥样硬化和斑块形成引起的。支架可以支撑阻塞的血管，但它不会改变已经发生的动脉粥样硬化和斑块。同时，支架的放置只能解决小段血管阻塞的问题，而整个身体的血管都有可能发生动脉粥样硬化和斑块，所以在放置支架后，必须服用药物治疗其他部位的病变血管。

另外，药物治疗只能预防和延缓动脉粥样硬化的进展，并且不能消除动脉粥样硬化和斑块，假如狭窄或阻塞的血管引起严重的症状，严重影响生活质量，就应当积极开通血管，恢复血流，这就需要支架治疗。

因此，无论是否放置支架，心脑血管疾病的基础治疗都是治疗动脉粥样硬化和斑块，否则动脉粥样硬化和斑块等病变将继续发展并造成更严重的后果，而这也是为什么存在支架内再狭窄的原因。此外支架对于身体来说还是一种异物，放置后需要积极的抗血栓治疗以避免血栓形成。

总之，长期服用药物是治疗心脑血管疾病的基础。支架的放置只是严重阻塞血管的暂时解决方案，它与药物治疗完全不同，它不能替代药物治疗。支架不是万能的，如果心血管阻塞非常严重且阻塞血管很多，或者血管迁曲变形，那么放置支架的风险及经济压力会比较大，此时则需要考虑采用心脏血管搭桥等措施来进行治疗。

5.

为什么有的冠心病患者
要分次植入支架 **?**

　　有的冠心病患者在完成造影检查或者冠状动脉 CT 等检查后，会发现需要放置 2 个或 2 个以上的支架，此时医生有可能建议分次手术，分次植入支架，其原因如下。

　　支架植入虽然属于微创手术，但针对每一处阻塞的每一个支架的植入，均属于一套完整的手术，均需要完成完整的手术操作。简单来说，每放置一个支架，就等于完成了一台独立的手术。而所有手术，即使是微创手术，对患者也有一定的风险和危害，例如开通血管过程中的缺血风险、支架植入过程中使用的造影剂对身体尤其肾脏的负担等。

因此，需要权衡患者的血管阻塞风险和手术风险。假如一次性放置多个支架，开通所有阻塞血管带来的获益比手术风险要大，则可一次完成多个支架植入；假如患者一次性放置多个支架的风险较高，比血管阻塞的风险更高，则应采取分次逐步放置的策略。

例如有的患者属于急性血管阻塞，在一条血管上有多处狭窄，需要 2 个以上的支架扩张。对于该患者而言，处理这条阻塞血管，放置多个支架的风险和放置 1 个支架的风险差不多，而不开通这条血管则死亡风险很高，那么就应该一次性放置多个支架，把该条血管完全开通。而有的患者是在长期糖尿病、高血压、吸烟、肥胖等多种因素影响下导致多条血管病变，而且多属于慢性阻塞，这些慢性阻塞的血管每多开通一处，风险就增加一些甚至翻倍，这个时候，就可以先处理最危急或最严重的阻塞血管，然后等患者病情稳定之后再分次开通其他血管。

6.
搭桥治疗与支架治疗
有什么区别 **?**

搭桥治疗即冠状动脉旁路移植术（coronary artery bypass grafting，CABG），又称冠状动脉搭桥术，简称冠脉搭桥术。其做法是用移植的血管即桥血管（常为大隐静脉及带蒂的乳内动脉，也有用桡动脉或其他肢体动、静脉的），在升主动脉根部与病变冠状动脉梗阻部位以远建立一条血管通路，使心脏搏出的血从主动脉经过所架的血管桥，绕过冠状动脉病变部位，流向冠状动脉狭窄或梗阻处的远端，到达缺血的心肌，从而提高冠状动脉灌注，增加心肌氧供。

和搭桥治疗不同，支架治疗是通过在病变冠状动脉中放入一个支架，撑开阻塞血管，从而让血管流通更加顺畅一些，来解决心肌缺血问题。

（1） 搭桥治疗和支架治疗的适应证

搭桥治疗的适应证：①冠状动脉左主干病变。②冠状动脉左主干加三支病变。③急性心肌梗死 6～8 小时内，血管解剖适合接受冠状动脉搭桥术。④合并有意义的瓣膜病、室壁瘤等病变。⑤合并有糖尿病的多支血管病变。⑥慢性完整闭塞的部分冠状动脉单支和双支病变。⑦急性心肌梗死出现乳头肌断裂、心室游离壁决裂等并发症。⑧急性心肌梗死出现顽固性心律失常，积极内科治疗无效，血管解剖适合接受冠状动脉搭桥术。⑨经皮冠脉介入术诊断或治疗出现冠状动脉夹层、心脏或血管破裂、心包填塞等。其中⑦～⑨属于紧急搭桥指征。

支架治疗的适应证：①急性心肌梗死。②心绞痛（包括稳定型和不稳定型）药物治疗效果欠佳，冠状动脉造影提示血管有 70% 以上狭窄。

（2） 搭桥治疗和支架治疗的优缺点

搭桥治疗的优点：一般而言，搭桥治疗疗效确切、费用低廉、技术成熟。在国内大的心脏中心，手术成功率超过 99%，桥血管十年通畅率能达到 90%，而且搭桥治疗对许多类型的冠心病都是适用的，即便有多支血管病变，治疗费用增加也不多。

搭桥治疗的缺点：手术时需要打开胸腔，患者痛苦大，住院时间长，对于高龄患者或者合并其他器官问题的患者，依然存在出现并发症的可能。

支架治疗的优点：支架治疗属于微创手术，创伤相对较小，患者术后基本上稍微休息一下就可以下床，恢复的速度比较快，而且由于支架治疗伤口非常小，所以感染的概率也非常小，手术时间短，远期通畅率高，切口隐蔽美观。

支架治疗的缺点：支架治疗对血管的要求相对较高，如果血管钙化严重、迂曲，或有多支血管病变，或合并瓣膜问题等，支架治疗的风险就会大大提高，而且费用也会大大提高，甚至手术不一定能成功。

所以，医生会根据患者的血管阻塞情况，结合病史及基础病，综合判断风险和获益，建议患者进行搭桥治疗或支架治疗，患者不可强求进行哪种治疗。

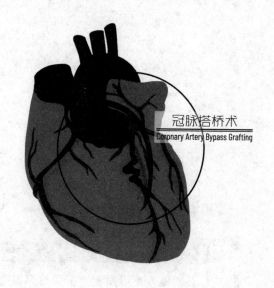

冠脉搭桥术
Coronary Artery Bypass Grafting

7.

为什么有的患者做完支架
治疗后还是会觉得胸闷不适 **?**

　　一般而言，支架治疗比较顺利的患者，术后多数恢复良好，不会出现胸闷不适等情况，但是有的患者则可能存在术后胸闷痛的情况，其常见原因如下。

（1）支架牵拉血管造成不适

　　支架植入不可避免地会牵拉到血管壁。如果有的患者对牵拉比较敏感，就会出现胸闷的症状。一般该种胸闷过一段时间后就会逐渐缓解，不需要太过担心。

（2） 受其他未治疗的病变血管的影响

如果支架治疗采用的是分次手术的策略，则未治疗的病变血管仍然有可能造成心肌缺血而导致胸闷痛。此时需要在严格服药的情况下，按计划遵医嘱及时到医院行下一次的手术治疗。

（3） 支架内出现再狭窄或血栓

有些患者做完支架后可能会出现支架内再狭窄或血栓，造成血管的再次阻塞和心肌缺血。这种情况的发生等同于心绞痛发作。如果血栓造成急性阻塞则等同于急性心肌梗死，病情将非常危急，一般会出现持续胸闷胸痛，大汗淋漓。而支架内出现再狭窄一般是比较缓慢的，多出现在支架植入数月到数年以后，症状从不太明显到逐渐明显，类似冠心病心绞痛的进展，需要定期复查冠状动脉 CT 或冠状动脉造影以评估血管情况。

（4） 心脏有微血管病变

如果支架植入后胸闷不适症状持续，造影检查没有其他明确狭窄，则应考虑是微血管病变引起的心绞痛。受限于医疗技术，冠状动脉造影检查只能显示直径 0.5mm 以上的血管，更细的微血管则分辨不出来。假如是微血管病变导致的胸闷不适等症状，则通过加强药物治疗，辅以相关的康复锻炼，一般能够改善。

此外，一些非心脏原因导致的胸闷不适也应该积极排查，如胃痛、肺部疾病等。总的来说，针对不同情况进行相关处理，配合医生治疗，一般都可以有效缓解。

Question

8.

为什么心肌梗死患者放置支架后要比其他患者卧床时间更久 **?**

需要明确的是，心肌梗死是冠心病中最严重的类型，它的并发症更多，发生概率更高，致死、致残率更高。心肌梗死发生以后，无论放置支架与否，均有较高风险，因此，心肌梗死患者即使放置了支架，开通了血管，由于其病理基础仍然存在，所以比一般患者要卧床休息更长时间。

Question

9.
发生血管阻塞时，
是否可以不放支架，
只把阻塞血管的血栓取出来

?

把血栓取出来，即冠状动脉血栓抽吸术，就是在经皮腔内冠状动脉成形术的基础上，利用负压抽吸原理通过抽吸导管将血栓吸出来。这种治疗方法主要是针对急性冠脉综合征患者冠状动脉内含有大量血栓的情况。在抽吸完血栓后，如果发现冠状动脉狭窄并不严重，发病只是由急性血栓引起的，则可以不放置支架。

但是这种治疗有其明确的适用范围，即明确发病是血栓导致的，且血管条件良好的情况下，才能进行血栓抽吸。同时需要排除抽吸的禁忌证：稳定型心绞痛、微血管病变、血管分叉病变、血管严重钙化病变、慢性完全闭塞病变、已发生明显远段栓塞、冠状动脉夹层。此外，抽吸的时候也存在许多风险，例如血栓破碎，掉落到血管远端，导致二次阻塞，如阻塞到脑血管就会发生中风，阻塞到肾动脉则可能导致急性肾衰竭，阻塞到其他冠状动脉，则会导致其他冠状动脉分布区发生急性心肌梗死。

另外，抽吸完血栓之后，如发现血管仍有明显的狭窄，则应考虑是斑块引起的，而不是血栓引起的，这种情况还是需要进行支架治疗。所以是进行血栓抽吸治疗还是支架治疗，需要根据具体病变情况由医生决定。

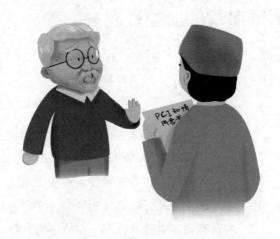

10.

进口支架好
还是国产支架好 ？

　　一般来说，进口支架研究、制造的历史更加悠久，在材料的制作方面技术可能更成熟，安全性可能更高。国产支架起步较晚，制作过程和材料选择可能稍微逊色一点。但国产支架在研究过程中都是针对中国人的病症，支架的型号多，选择面广，并且都经过国际统一标准验证，基本质量也是可以保证的。

　　从价格方面考虑，进口支架要比国产支架贵，基本上要贵一倍左右。

　　从实用性操作方面考虑，进口支架的最小直径为 2.25mm，而国产支架的最小直径为 2.5mm，因此在对细小血管进行手术的时候，进口支架有优势。

　　总的来说，适合患者病变类型的支架才是最好的，在这个前提之下，假如进口的和国产的均可选择，就要结合患者自身的经济能力进行考虑了。

11.
为什么植入支架后有的患者还会发生急性心肌梗死 ?

急性心肌梗死多发生在冠状动脉粥样硬化狭窄基础上，由于某些诱因致使冠状动脉粥样斑块破裂，血中的血小板在破裂的斑块表面聚集，形成血栓，突然阻塞冠状动脉管腔，导致心肌缺血坏死。另外，心肌耗氧量剧烈增加或冠状动脉痉挛也可诱发急性心肌梗死，常见的诱因有过劳、激动、暴饮暴食、寒冷刺激、便秘、吸烟、大量饮酒等。因此只要出现了上述情形，即使放置了支架，也可能发生急性心肌梗死。

支架是通过物理手段临时解决了发生阻塞的血管，而对于血管的内环境没有任何影响。因此，必须通过降胆固醇药和抗血小板药来改善血管内环境。否则粥样硬化将继续发展，血管内的斑块还会继续增长，并最终形成新的闭塞部位，再次引起心绞痛、急性心肌梗死等后果。同时，如果不积极用药，安装支架的部位还可能发生再狭窄，使原本已经缓解的心肌缺血再次加重。

例如某患者植入支架后，医生给他开了 1 个月的药。患者在药物服完后，自认为已经好了，胸不闷了，走路有力气了，就没有复诊，而且每天大鱼大肉，又吸烟，又经常熬夜看球赛，大小便也不规律，经常便秘，终于导致在某次用力大便的过程中再次发生急性心肌梗死。

所以支架治疗只能解决部分问题，如果形成冠心病的原因不阻断，狭窄就仍可能继续进行，随着狭窄的发生发展，急性心肌梗死的发生就难以避免。

12.

为什么植入支架后有的患者
还会发生心力衰竭

心力衰竭是指由于心脏的收缩功能和/或舒张功能发生障碍，不能将静脉回心血量充分排出心脏，导致静脉系统血液瘀积，动脉系统血液灌注不足，从而引起心脏循环障碍症候群，此种障碍症候群集中表现为肺瘀血、腔静脉瘀血。因此，心力衰竭并不是一个独立的疾病，而是心脏疾病发展的终末阶段。

在冠心病的发生发展过程中，心力衰竭就是大部分冠心病患者的最终归宿，因为冠心病的一系列病变发展，导致心肌重构，或者导致心律失常，或者导致瓣膜异常，最终会发展成为心脏循环障碍症候群即心力衰竭。而放置支架对于心肌细胞的血液再灌注是有好处的，能有效改善心肌细胞供血，改善预后，大部分患者经过支架治疗，能延缓心力衰竭的发生。但是延缓不代表不会发生，例如一些患者发生了急性心肌梗死，或者得冠心病时间很长了，心肌损害较重，心肌重构已经发生，心脏结构和功能都受到破坏，这个时候，即使放置了支架，仍然有可能发生心力衰竭。

此外，植入支架不代表冠心病治愈了，严格的药物治疗和生活康复也很重要，严格的药物治疗能确保最大程度地控制冠心病的进展，健康的生活方式能保证最大程度地减少导致冠心病加重的原因。假如植入支架后就放飞自我，可能很快支架内就会发生阻塞，甚至更多血管发生阻塞，进而导致心力衰竭。

13.

植入支架后
能不能做磁共振检查 **?**

　　一般磁共振设备的磁场强度较大，金属顺磁性物质在其中会出现发热、移位等情况。支架属于金属物质，因此在磁共振设备的磁场中可能会产生相应的风险。

　　实际上，支架在植入后会牢牢地镶嵌在血管斑块内，把狭窄的血管支撑起来，充分释放的支架是不会发生移位的。同时，植入的支架会逐渐被新生的血管内皮覆盖，称为内皮化，也就是支架和血管"融为一体"了，一般很难发生移位。金属在磁场中虽然会产热，但是冠状动脉内的血流是连续而快速的，所以产生的热量很快会被带走，一般不至于损伤心脏。

2010 年，美国心脏病学院对于心脏内植入的器械做了专门的阐述。

◎能否行磁共振检查，取决于植入物的金属材质，一般情况下，正规厂家的产品上要求注明"磁共振安全""磁共振不确定"或"磁共振不安全"。

◎非铁磁性的金属植入物，如不锈钢 300 系列、钛或钛合金，可以直接行磁共振检查。弱磁性的植入物因磁性很弱，一般不会移位，如血管内支架和金属瓣膜等，但最好在植入 6 周后再行磁共振检查。

◎大多数冠状动脉支架或外周血管支架都是弱磁性或无磁性的，且紧密地支撑在血管内壁，很难移动，特别是在植入 6～8 周后已有血管内皮生长，因此变得更加牢固。

◎目前认为，植入支架的患者在 3.0T 及其以下场强的磁共振设备上进行检查是安全的。

市面上大多数支架都是由不锈钢或合金材料

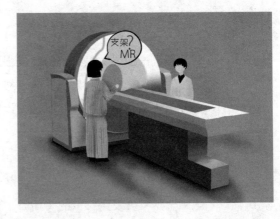

制成的，从现有的研究结果来看，不锈钢支架在术后 8 周以后行磁共振检查会更安全，合金材料制成的支架可以术后即刻行磁共振检查（1.5T 磁场强度下），植入 6 周后可进行 3.0T 磁场强度下的磁共振检查。随着技术的逐渐进步，不断出现弱磁性合金支架，甚至生物可降解支架（在植入后，支架将在 2～3 年内完全

降解吸收），磁共振检查的风险会更低。

　　但是有一些患者要注意，以往的旧型号支架有可能是顺磁性较强的金属支架，磁共振检查对其影响较大，因此，在磁共振检查前应咨询医生，以确认行磁共振检查是否安全。

14.

支架植入后能取出来吗

支架植入人体后，随着血管内皮细胞的生长，支架会被血管内皮覆盖起来，因此支架一旦植入人体就无法取出。如果原支架部位再次发生狭窄或阻塞，可在疏通血管后在原支架处再放置新支架，即叠加使用。

有人说支架的寿命只有 10 年，其实这种说法是没有科学依据的。只要支架已经完成血管内皮化，就不存在使用寿命的问题。支架的植入虽然是永久性的，没有所谓的"支架过了使用期，还要再做手术更换"或"支架有寿命"的说法，但支架有一个再狭窄的问题，一般在植入半年左右有可能发生。目前使用的支架主要有金属裸支架和药物洗脱支架两种，其主要材料为支撑力很好的钴铬合金或其他特殊材料。其中金属裸支架的再狭窄率为 20%～30%，药物洗脱支架的再狭窄率为 10% 左右，但严重到需要处理的再狭窄并不多。若植入半年后没有发生再狭窄，那么在严格服药和生活控制的情况下，此后发生再狭窄的可能性就比较小了。当然，如果患者的其他冠状动脉出现新的病变或狭窄，那就是需要另外植入支架的问题了。

15.

支架植入血管后
会不会随体位改变而移位 **?**

　　支架植入血管后一般是不会移位的，因为支架植入后，随着时间的推移（几个月到一年），会发生血管内皮化，即冠状动脉血管上的细胞会生长、迁移，最后逐渐覆盖整个支架的表面，使支架成为人体血管的一部分。此时，改变体位即使剧烈运动，也不会使支架移位。

　　但要注意的是，剧烈运动虽然不会导致支架移位，但可增加心脏不良事件甚至猝死的风险，因此支架植入后患者的运动应循序渐进，按照计划慢慢进行康复，切记不要盲目激进，企图迅速恢复体力。心脏的恢复有其自身的规律，不适合的康复锻炼反而会加重病情。

16.

植入支架后可以坐飞机吗？ ？
能通过安检吗

冠状动脉植入支架之后，患者处于康复阶段，要视心脏的情况而判断身体是否可以乘坐飞机，因为坐飞机主要的风险来自飞机起飞和下降时人的体位改变、重力改变对身体的刺激，对精神的刺激，血压、心率的波动，以及飞行过程中的颠簸、高空可能的缺氧等，此类刺激强度较大，会给心脑血管疾病患者带来一定的风险。

假如患者支架植入已有一段时间，康复计划顺利进行，到医院进行心脏相关指标检查提示心脏功能恢复良好，平时无明显不舒服，活动耐量较好，并且对乘坐飞机没有恐惧感，对长途旅行的颠簸能够耐受，则一般乘坐飞机是安全的。不过这个时候最好有人陪同，或者告知机组乘务人员自己患有冠心病并且植入了支架，而且最好从短途航班开始，逐渐适应，不要一下子就去坐长途航班。如果坐飞机时出现了不适，一般都是因为冠心病本身造成的，与支架无关，所以最好随身携带硝酸甘油、速效救心丸等急救药品，以备不时之需。

一般的安检有两种方式，最常见的是用金属探测器进行探测，一些灵敏度较高的金属探测器可能会对支架报警，这个时候只要向安检人员报告支架植入的情况，一般是没有什么问题的。第二种安检方式就是 X 线探测式安检，此时 X 线会检测到支架影像，一般安检人员会识别出支架，假如他识别不出，向其报告说明即可。两种形式的安检均不会对支架产生影响，比较安全。

17.

什么是球囊扩张

球囊扩张全称叫作冠状动脉球囊扩张术
（plain old balloon angioplasty，POBA），但狭义上
人们常称传统的冠状动脉球囊扩张术为经皮腔内
冠状动脉成形术（percutaneous transluminal coro-
nary angioplasty，PTCA）。球囊扩张是目前所有
冠心病介入治疗技术的基础。

球囊扩张的过程如下：采用股动脉途径或桡
动脉途径的进入方式，通过指引导丝，将指引导
管送至待扩张的冠状动脉口，进一步使导丝通过
狭窄或闭塞的冠状动脉，然后再将相应大小的球
囊沿导丝送到狭窄的节段，根据病变的特点用适
当的压力和时间进行扩张，使得狭窄的冠状动脉

内腔撑开，达到解除狭窄或闭塞的目的，从而恢复冠状动脉血流。

目前单纯的球囊扩张使用较少，因为单纯球囊扩张发生冠状动脉急性闭塞和再狭窄的概率较高。急性闭塞多见于术后 24 小时内，发生率在 3% ~ 5%，可导致患者急性心肌梗死，甚至死亡。再狭窄一般发生于术后 6 个月内，发生率在 25% ~ 50%，患者会再次出现心绞痛症状，多需再次血运重建。由于以上的局限性，目前已很少单独使用球囊扩张，多半是在进行充分扩张后植入支架，使得狭窄的血管有支架支撑，从而降低再狭窄风险。

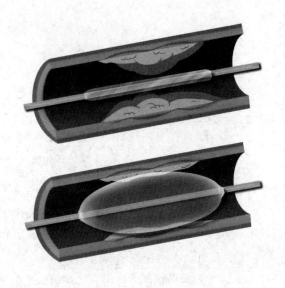

18.

对于严重的血管病变，
单纯使用球囊扩张
不植入支架行不行

　　单纯使用球囊扩张出现再狭窄的风险较高，
而植入支架可以支撑血管壁，减少术后的血管弹
性回缩，配合药物的积极干预，能有效降低再狭
窄甚至阻塞的风险，所以对比单纯球囊扩张，配
合支架植入获益更大。

　　尤其是对于严重病变，单纯的球囊扩张可能
无法完全打开狭窄的血管，而且血管表面不光
滑，极容易回缩，容易产生血栓，此时植入药物
洗脱支架可有效防止再狭窄和支架内血栓产生。

　　此外还可以使用药物球囊进行扩张，药物球
囊指的是表面涂有抑制细胞增生药物的球囊，目
前常用的药物是紫杉醇。药物球囊扩张后会紧密

接触冠状动脉血管内膜面并持续 60 秒以上，球囊上携带的药物的一部分（8%～18%）可由此释放转移到冠状动脉内膜面组织中，从而抑制血管内新生内膜的生长，减少再狭窄的发生。

可考虑使用药物涂层球囊治疗的血管病变包括支架内再狭窄血管病变、弥漫性狭窄血管病变、分叉血管病变、复杂血管病变、急性心肌梗死罪犯血管病变、相对细小血管病变、不能长期使用双重抗血小板药物治疗的患者的血管病变等。

但是药物涂层球囊的使用尚不广泛，而且价格较高，有些比支架都贵，故需要医生根据患者的具体病情及经济承受能力来判断是否使用。

19.

植入支架后
可以正常工作和运动吗 **?**

　　植入支架后是否能正常工作和运动取决于患
者的心脏和身体整体恢复情况，每个患者的病情
和身体状况各有其自身的特点，故不能一概而
论，需要医生进行综合评估后作出判断。

　　冠心病的治疗要贯穿终身，药物治疗、生活
调整、康复计划的实施均很重要。这些措施可以
积极干预冠心病的危险因素，阻止或延缓疾病的
发展，减轻残疾，减少再次发病的危险。支架术
后患者恢复到一定程度时，可通过医生的专业评
估来判断是否可以恢复正常工作和运动。

　　即便医生评估患者可以正常工作和运动了，
也一定不能忘了冠心病的序贯治疗，因为冠心病

的病理基础仍然没有改变，发生过的心血管事件对身体的影响依然存在，故继续坚持服用药物，坚持冠心病的健康生活方式，对维持身体的状况是有益的。

Question

20.

金属裸支架和
药物洗脱支架哪个好 **?**

　　裸金属支架是第一代支架，其再狭窄率为
10%～20%，虽然比单纯球囊扩张有所降低，
但仍然很高，因此开发出了药物洗脱支架。药物
洗脱支架是将抑制细胞增殖的药物用特殊工艺添
加到支架上，并在支架植入约3个月后开始缓慢
释放，以保持支架通畅，避免再狭窄。药物洗脱
支架内再狭窄率为5%～10%，显著提高了冠心
病患者的远期疗效。

　　药物洗脱支架中主要使用两种药物：雷帕霉
素和紫杉醇。目前大多数支架使用的是雷帕霉素
及其衍生物。临床试验表明雷帕霉素的长期效果
更好，而紫杉醇支架具有更高的支架内再狭窄

率，易导致长期血栓形成。

　　临床研究显示，使用金属裸支架和药物洗脱支架的患者，在生活质量评估方面没有显著差异，但再次血运重建的概率前者明显高于后者。因此，从血运重建概率的角度来看，药物洗脱支架确实优于金属裸支架，但在其他方面，两者之间没有太大差异。药物洗脱支架也有其自身的缺点，包括更昂贵、需要长期服用双重抗血小板药物等。因此，在选择支架方面，医生会根据患者的情况给出选择的建议，根据医生的建议进行选择是比较科学和合理的。

Question

21.

支架植入后
多长时间需要复查 **?**

　　支架植入后需要定期复查，其中包括常规内容复查和冠状动脉的复查。

　　常规内容复查包括生命体征的检查、血液常规、生化常规、大小便常规等。假如患者还有高血压、糖尿病、血脂异常及脑血管意外等疾病，则应进行针对性复查，从而判断这些疾病对冠心病的影响，因此每个人的常规内容复查不尽相同。通常来说，常规内容复查每年进行1次，60岁以上有条件者可以每半年进行1次，有不舒服症状者可随时复查。

　　冠状动脉的复查属于有创或者微创的检查，一般包括两种，即冠状动脉CT检查和冠状动脉造影检查。冠状动脉 CT 检查可以住院，也可以不住院，其通过注射造影剂，判断血管通畅情况。冠状动脉造影检查一般需要住院，其检查内容与冠状动脉 CT 检查类似，但较冠状动脉 CT 检查更清晰，结果更可靠。

冠状动脉的复查均要使用造影剂，有一定损伤性，故一般在支架植入后 1 年进行。假如症状不明显，其他检查结果良好，可以适当延后复查。但如反复出现胸闷痛等心绞痛症状，而且血压、血糖、血脂等控制不佳，则应及时求医，由医生判断何时复查。

22.

植入支架后还要注意什么

　　植入支架后仍然有许多需要注意的地方，做支架不是一劳永逸的，药物治疗一定要跟上，还应形成科学的生活方式和行为习惯。

　　支架植入手术后，患者常常需要服用较多种类和数量的药物，如果发生皮肤或者胃肠道出血、疲乏无力等症状，应带上出院总结和所服用药物的资料尽快去医院就诊。

　　患者要定期体检，主要检查血压、血糖、血脂、血黏度等。如果这四项指标不能保持在较好水平，患者在半年左右就会面临冠心病复发的危险。原有高血压、糖尿病和脑血管病的患者，更要重视原发病的治疗和定期检查。如果指标高于正常范围，就要积极采取治疗措施。如果做完支架以后，高血压控制不好，血脂不达标，血糖也不稳定，抽烟、喝酒等生活方式不改变，将来病变进展的机会仍将非常高，包括原来植入支架的血管再狭窄和发生新的血管病变。

支架植入后要求患者服用抗血小板药物。如果植入的是药物洗脱支架，那么植入后至少要联合应用阿司匹林和氯吡格雷抗血小板治疗一年。一年之后，根据情况可以停用其中的一种抗血小板药。阿司匹林和氯吡格雷可降低支架血栓的发生率，但会有出血的风险。这种出血绝大部分是轻微的出血，比如皮肤瘀斑、刷牙时牙龈出血；但也有少数患者会出现比较明显的出血，例如消化道出血、眼睛出血等。出血是应用阿司匹林和氯吡格雷最需要警惕的问题。

还有一个必须坚持服用的药物就是他汀类药物。他汀类药物除了降血脂以外，更重要的作用是抗动脉粥样硬化进展。所以，对于冠心病患者而言，如果没有禁忌证，他汀类药物应终身服用。他汀类药物的副作用主要是肝脏损害和肌肉症状，但发生率都相对比较低。

其他用药与患者的合并疾病有关，如伴有高血压的患者需要服用降压药，伴有糖尿病的患者需要服用降糖药，以及心肌梗死后的其他二级预防药物等。

因此，最重要的是坚持冠心病的系统诊治、系统康复，及时发现问题，解决问题，避免问题堆积从而诱发病情恶化加重。

23.

支架会对心脏和其他器官 有不好的影响吗 **?**

　　一般来说，植入支架一段时间后，实现了支架的血管内皮化，支架就比较稳固了，对心脏和其他器官无明显不良影响。

　　但是，支架对于人体来说毕竟是个异物，长期植入体内，会有一些影响，目前发现的主要影响有：第一，部分人总有异物感，一般这是由于支架撑开后牵拉血管导致的，有些人可能是心理因素或其他原因，感觉植入支架部位有异物感，这种感觉通常过一段时间就会缓解。第二，支架植入后容易在接触部位产生血栓，这就要求患者植入支架后使用双重抗血小板药治疗一年以上，继而使用单种抗血小板药治疗终身。

24.

植入支架后患者的
饮食有无特别要求 **?**

植入支架后对患者的饮食并无特别要求，但患者仍需要遵从冠心病的健康饮食要求，因为支架治疗只是开通狭窄的血管，真正的问题源头还是冠心病本身。

冠心病与不良饮食、不良生活习惯息息相关，其中最主要的诱发因素就是高血压、高血糖、高血脂、肥胖、抽烟喝酒、缺乏运动等。冠心病患者要注意以下饮食原则：①限制食盐，适当补钾。吃得太咸容易得高血压，而且盐摄入过多，会影响已有高血压患者降压药物的效果，增加降压药用量。相反，如果每天的食盐摄入量从10g减少至5g，那么收缩压和舒张压均可下降

10/5mmHg。②控制能量摄入。因肥胖而得冠心病者，应限制能量摄入，从而使体重降低。③限制饱和脂肪酸、胆固醇的摄入。清淡饮食有利于"三高"的防治，而过量油腻饮食，会使"三高"越来越严重。④补充钙镁和维生素。钙有利尿降压的作用；增加镁的摄入，能使外周血管扩张，血压下降；维生素 C 和叶酸等也有利于降血压。

冠心病患者还应注意限制饮酒，忌喝浓茶、咖啡。酒精不但损害肝脏等器官，还能产生多余的热量，增加心肌耗氧量，导致心脏负荷过重，加重冠心病。浓茶、咖啡等饮料含咖啡因较多，可兴奋大脑，影响睡眠，对冠心病不利。

另外，因为支架手术后患者需要长期服用抗血小板药物，而这些药物会带来出血风险，故有引起出血风险的食物要谨慎食用，例如酸辣刺激性食物和坚硬的食物，这些食物可能加重胃肠负担，增加胃肠出血的风险。一些具有活血化瘀的药膳如红花煮汤、田七炖汤等大量服用同样可能增加出血风险。